Prof. Dr. med. Michael Becker

Herzenssache

Warum Frauenherzen anders schlagen

HOFFMANN UND CAMPE

Das vorliegende Buch enthält Informationen aus dem Bereich der Gesundheitsvorsorge. Alle darin enthaltenen Ratschläge wurden vor Erstveröffentlichung sorgfältig erwogen und geprüft. Wenn Sie wissen oder befürchten, dass Ihre Gesundheit beeinträchtigt ist, sollten Sie sich in jedem Fall ärztlichen Rat einholen, ein Buch kann eine medizinische Diagnose nie ersetzen. Eine rechtliche Haftung von Autor oder Verlag für gesundheitliche Schäden ist daher ausgeschlossen.

2. Auflage 2024

Hoffmann und Campe Verlag, Hamburg
www.hoffmann-und-campe.de
Umschlaggestaltung: © wilhelm typo grafisch, zürich
Umschlagabbildungen: Michael Becker (Porträtfoto)
und Radu Bercan / Shutterstock.com
Illustrationen (Innenteil und Innenklappen):
Daniela Schreiter, www.fuchskind.de
Abbildungen Innenteil: S. 144, 155 © Michael Becker;
S. 165 © Europäische Gesellschaft für Kardiologie
Satz: fuxbux, Berlin
Gesetzt aus der Sabon und der TT Chocolates
Druck und Bindung: Livonia Print, Riga
Printed in Latvia
ISBN 978-3-455-01909-4

HOFFMANN UND CAMPE

Ein Unternehmen der
GANSKE VERLAGSGRUPPE

Für meine Herzenssache
und meine Herzensmenschen

Inhalt

Vorwort von Margarethe Schreinemakers

Liebe Leserinnen und liebe Leser,

ich war tatsächlich schon tot. Satte 8 Minuten. Der berühmte Sekundentod. Plötzlich und unerwartet. Beim Joggen im Wald. Vollfit. 50 Jahre alt (jung). Ohne die sofortigen lebenserhaltenden Maßnahmen meines wundervollen Ehemannes hätte ich bereits seit 14 langen Jahren einen festen Platz auf dem örtlichen Friedhof. Aber das ist eine andere Geschichte.

Es gibt Begegnungen im Leben, die sind einzigartig, sie sind einfach ein Geschenk des Himmels. Ich rede von einem fabelhaften Arzt, einem Menschen mit der unerschütterlichen »Lizenz zum Optimismus«. Eine Art »James Bond im weißen Kittel«.

Ein Mensch von unglaublicher Strahlkraft. Voller guter Energie. Er betritt den Raum, und du weißt direkt: Ab sofort wird alles gut.

Michael Becker ist nicht nur ein großartiger Kardiologe, er ist so viel mehr. Man merkt sofort, er liebt den Umgang mit Menschen. Sein unerschütterliches Ziel: Es soll ihnen besser gehen. Er will sie verstehen und, ganz wichtig: Er will auch verstanden werden. Kein Fachchinesisch. Dieser Arzt geht komplett auf seine Patientinnen und Patienten ein. Und das merkt man bereits, wenn man ihn fröhlich lächeln sieht.

Wir Frauen sind es gewohnt, etwas auszuhalten. Wir melden uns immer erst recht spät, wenn etwas ist. Einige leider zu spät. Und nicht selten geraten Frauen leider an einen falschen Ansprechpartner. Wie oft gibt es das Problem, dass bei Frauen nicht genau hingesehen wird – diese Erfahrung musste ich auch einige Male machen. Inzwischen habe ich mir daher eines zu eigen gemacht: Ich lasse mich grundsätzlich von niemandem mehr behandeln, bei dem ich ein ungutes Gefühl habe.

Aber manchmal muss man eben auch ein Glückspilz sein: in der Stunde der Not einen Arzt oder eine Ärztin zu finden, der/die weiß, dass eine Frau eben eine Frau ist und kein Mann! In der Diagnostik der weiblichen Herzen und der Mediation zwischen Patientin und Arzt bleibt noch viel zu tun, aber ich darf mit Stolz behaupten: Ich habe den absolut richtigen Mann für mein Frauenherz gefunden! Michael Becker ist sehr engagiert in diesem Thema aktiv, und er schafft Vertrauen. Vertrauen, das man spätestens dann in andere haben sollte, wenn es um das eigene Leben geht, das wirklich nur ein einziges Mal gelebt werden kann.

Ich bin heilfroh, dass dieser besondere Mensch in meinem Leben ist. Solche Ärztinnen und Ärzte wünsche ich allen Frauen. Sie machen die Welt für uns wirklich ein ganzes Stück besser.

Auf das Leben!

Herzlichst, Ihre
Margarethe Schreinemakers

Vorwort des Autors

Im Sommer 2023 erreichte mich eine schöne und ehrenvolle Einladung. An der medizinischen Fakultät einer Universität sollte zum Wintersemester der Studienbereich »Gendermedizin« starten – und ich wurde gebeten, die Einführungs-Vorlesung zu halten. Eine entsprechende Arbeitsgruppe gab es in dem Universitätsklinikum bereits seit Jahren, aber durch die COVID-Pandemie war ihre Präsenz leider immer weiter zurückgegangen und sollte nun wieder gestärkt werden. Meine Einladung verdankte ich also sehr engagierten Mitarbeiterinnen der Universität. Die Veranstaltung wurde ein voller Erfolg. Viele interessierte Studierende waren gekommen, und auch Beschäftigte aus vielen benachbarten Kliniken waren im Publikum. Der Hörsaal war voll und wir diskutierten angeregt über die zahlreichen Unterschiede zwischen den Geschlechtern. Die Freude über diesen gelungenen Austausch wurde jedoch leider ein wenig getrübt: Einige Herzspezialisten aus dem Universitätsklinikum hatten versucht, die Vorlesung zu verhindern. Die geschlechtssensible Kardiologie sei unseriös und nicht durch wissenschaftliche Studien belegt. Am Ende dieses Buchs, wenn Sie viel über das weibliche Herz, die Unterschiede zum männlichen

Organ und die zahlreichen wissenschaftlichen Erkenntnisse gelesen haben, können Sie sich selbst ein Urteil über diese Aussage bilden.

Für mich war diese Abwehrhaltung nicht neu, aber sie macht mich dennoch immer wieder traurig. Die Fehlwahrnehmung, es gebe keine relevanten Unterschiede zwischen Frauen- und Männerherzen, enthält so vielen leidenden Patientinnen die angemessene Diagnostik und Therapie vor. Deshalb versuche ich mit vielen tollen Mitstreiterinnen und Mitstreitern diesem so wichtigen Thema immer wieder Raum zu verschaffen. Ich hoffe sehr, dass die Gendermedizin endlich einen nachhaltigen und sicheren Platz im Medizinstudium erhält. Nur so können die jungen Ärztinnen und Ärzte von Anfang an ein Verständnis für die geschlechtssensible Medizin entwickeln und das Erlernte direkt zum Beginn ihrer medizinischen Tätigkeit in den Alltag integrieren. Dieser Fortschritt sollte es den traditioneller orientierten Fachkollegen wert sein, den »blinden Fleck« anzuerkennen, den unsere Zunft sich jahrzehntelang geleistet hat.

Während meiner Ausbildung habe ich mich schon früh für die Unterschiede zwischen den Herzen von Männern und Frauen interessiert, erhielt aber wenig Unterstützung. Das Thema wurde als unwichtig abgetan. Erst als ich mit einigen engen Kolleginnen und Kollegen nach Würselen wechselte, um gemeinsam mit einem tollen Team die Abteilung für Herz- und Nierenerkrankungen am Rhein-Maas Klinikum aufzubauen, konnten wir uns diesem Aspekt mit der nötigen Gründlichkeit widmen und 2018 das erste Frauenherz-Zentrum in Deutschland gründen. Unsere Arbeit stieß sofort auf heftige Widerstände, vor allem seitens männlicher Herz-Spezialisten (*Kardiologen*) in der Umgebung. Wir wurden als unseriös beschimpft. Das sei »nur ein Werbe-Gag«. Einige drohten mit einem Boykott unseres Krankenhauses. Und immer wieder fiel der verräterische Satz: »Frauen kann doch jeder!«

Dieser Satz belegt wie kein anderer die immer noch herrschende Ignoranz – und auch die Gewöhnung an eine männlich dominierte Einheitsmedizin. Die Ablehnung ging sogar so weit, dass ein kardiologischer Kollege uns bei der Kassenärztlichen Vereinigung anzeigte, weil wir Kassenpatientinnen, die laut Gesetz zuerst ambulant in eine Praxis kommen müssen und nicht gleich im Krankenhaus gesehen und behandelt werden dürfen, die Möglichkeit einer Behandlung auch ohne stationäre Aufnahme anböten. Diese rechtlich relevante Anschuldigung verlief zwar im Sande, zeigte aber, wie vehement der Kampf gegen eine weiblich fokussierte Kardiologie und für ein »Weiter so« geführt wurde. Vielen Kolleginnen und Kollegen geht es erkennbar auch um die Sorge vor finanziellen Einbußen, weil Patientinnen nicht in die eigene Praxis beziehungsweise Klinik kommen, sondern in spezialisierte Zentren gehen. Besonders schlimm aber ist die Ignoranz, die sich in dieser Ablehnung zeigt: Frauen würden keinen besonderen diagnostischen oder therapeutischen Ansatz benötigen.

Anfangs war ich geschockt und versuchte zu vermitteln und aufzuklären. Danach kam der Gedanke ans Aufgeben. Sollten wir das Frauenherz-Zentrum schließen und uns wieder in die vorgegebene medizinische Ordnung eingliedern? Doch dann zeigte sich, dass wir etwas anboten, worauf betroffene Frauen offensichtlich schon lange gewartet hatten.

Nach zwei Berichten in der Tageszeitung und im Radio wurden wir von Terminanfragen geradezu überrannt. Zuerst nur aus der Region, dann bald auch aus ganz Deutschland und dem nahen Ausland kamen Frauen gezielt nach Würselen oder wurden zu uns überwiesen. Mit dem Erfolg kam auch die Gewissheit zurück, dass wir das Richtige tun. Und die Dankbarkeit der Patientinnen berührt mich immer wieder.

Die heftige Gegenwehr und die Anfeindungen kann ich bis heute nicht verstehen. Es gibt viele Studien, die belegen, dass Frauen schlechter als Männer behandelt werden und das oft sogar mit dem Leben bezahlen. Ich war davon ausgegangen, dass gerade medizinisches Fachpersonal und Kollegen großes Interesse an neuen Erkenntnissen und einem breiteren Angebot für alle Patientinnen und Patienten haben müssten. Im Rückblick war das wohl naiv.

In den vergangenen Jahren ist mir klar geworden, dass die Gesundheit des weiblichen Herzens nicht nur ein medizinisches Thema ist, sondern auch ein gesellschaftspolitisches. Hoffen wir, dass die Gesundheit von Frauen dieser Politisierung nicht zum Opfer fällt, sondern davon profitiert. Mit meiner täglichen Arbeit im Frauenherz-Zentrum, mit meinen Vorträgen und mit diesem Buch möchte ich dazu beitragen, der Herzmedizin und der Gesundheitspolitik die Scheuklappen abzunehmen, die bisher hauptsächlich den Blick auf das männliche Herz zuließen.

Einleitung

Beginnen wir mit einem kleinen Gedankenspiel: Stellen wir uns vor, es hätte sich irgendwann im 20. Jahrhundert herausgestellt, dass die Anatomie bis dahin ausschließlich Frauenherzen studiert habe. Wie lange hätte es wohl gedauert, bis das männliche Herz umfassend analysiert und die Diagnose- und Therapiemethoden geschlechterspezifisch differenziert worden wären? Keine zehn Jahre, schätze ich. Aber es war bekanntlich umgekehrt: Sehr lange betrachtete die Kardiologie das männliche Herz als Standard – auch bei der Behandlung von Frauen. Das ist schon seit Jahrzehnten bekannt – aber noch immer wissen viele Medizinerinnen und Medizinern zu wenig darüber, wie fundamental sich das weibliche Herz vom männlichen unterscheidet. Und wie gezeigt, sträuben sich bis heute manche traditionsorientierten Fachkollegen gegen die inzwischen vorliegenden Erfahrungen und wissenschaftlichen Erkenntnisse. Zwischen Frauen und Männern bestehe bezogen auf das Herz kein Unterschied – so wird das noch immer von den meisten Medizinern gesehen. Diese Meinung ist falsch und führt bei zahlreichen Patientinnen zu unnötigen Verunsicherungen, Leidenswegen und sogar Todesfällen.

Unsere Gesellschaft wird diverser und individueller, aber die Medizin folgt dieser Veränderung bisher gar nicht oder noch nicht ausreichend. Das mag auch daran liegen, dass der Begriff »Geschlecht« schillert – je nachdem, ob man ihn gesellschaftspolitisch betrachtet und Geschlechter*rollen* anschaut oder ob man ihn biologisch-naturwissenschaftlich definiert. Aber auch auf der medizinisch-naturwissenschaftlichen Ebene hat sich in den letzten Jahren durch verfeinerte Messmethoden und genaueres Hinschauen etwas getan. Denn auch wenn die Definition des Geschlechts aufgrund der Gene, der Geschlechtshormone und -organe zunächst einfach und eindeutig scheint: Durch eine unterschiedliche Ausprägung der Gene und Hormone gibt es eine Vielzahl zwischengeschlechtlicher Konstellationen, die seit einiger Zeit als »diverses« Geschlecht zunehmend Akzeptanz in der Gesellschaft finden. Allerdings ist der Anteil der diversen Menschen an der Gesamtbevölkerung niedrig (aktuell geht man von etwa 1 Prozent aus), sodass es schwierig ist, eine ausreichend hohe Zahl von Personen für Studien zusammenzubekommen, um mehr Erkenntnisse über eine optimale Behandlung und Therapie dieser Menschen zu erlangen. Doch das kann und darf kein Grund sein, die Existenz einer Vielfalt von geschlechtlichen Varianten zu ignorieren. Was für die kardiologische Verschiedenheit von Männern und Frauen gilt, trifft wahrscheinlich auch für diverse Menschen zu.

Thema dieses Buchs sind jedoch die Unterschiede zwischen Männern und Frauen bei Herz-Kreislauf-Erkrankungen. Und für dies Unterschiede gibt es bereits zahlreiche aussagekräftige Studien und Belege.

Dieses Buch soll dabei helfen, Vorurteile und Gegenwehr abzubauen – und vor allem soll es Ihnen als Patientin Mut machen, sich bei Bedarf gegen die einheitsmedizinische Meinung von Ärzten und Ärztinnen zu wehren und einen geschlechtssensiblen Blick auf Ihre Beschwerden einzufordern. Aber auch die Familien, Partner und Freunde der betroffenen Patientinnen und alle anderen an diesem Thema interessierten Personen sind eingeladen, den medizinischen Ausführungen und vor allem den beeindruckenden Fallbeispielen zu folgen und ein Umdenken in der Gesellschaft voranzubringen.

Das Herz – Geschenk unseres Lebens

Dieses Buch handelt überwiegend von Erkrankungen des Herzens. Das könnte Angst machen. Nicht umsonst kann man die Verwandtschaft der Wörter »Enge« und »Angst« nirgends so gut ablesen wie bei der Beklemmung, die Herzanfall-Patienten verspüren. *Angina pectoris*, »Enge der Brust«, nennt die Medizin diese beengende und beängstigende Erfahrung.

Aber Sie sollen dieses Buch nicht mit Angst lesen. Sondern mit dem Vertrauen auf dieses Wunder der Natur, das unser Leben vom Anfang bis zum Ende mit unglaublicher Zuverlässigkeit begleitet und ermöglicht. Das erste Zeichen von Lebendigkeit, das werdende Eltern im Ultraschall zu sehen bekommen, ist das rasend schnell pochende Herz des Embryos. Und wenn ein Mensch im Sterben liegt, dann erkennen wir das Ende seines Lebenswegs zuerst daran, dass sein Herz aufgehört hat zu schlagen.

Dazwischen hat das Herz mehrere Milliarden Mal Blut in unseren Organismus gepumpt – über hunderttausendmal am Tag. Es ist der einzige Muskel im Körper, der niemals müde wird. Ohne dass wir uns darauf besinnen müssen, schlägt das Herz ohne Unterbrechung und ohne Pausen jede Sekunde unseres Lebens. So pumpt es »neues«, sauerstoffreiches Blut in die Organe und transportiert das »verbrauchte«, sauerstoffarme Blut zurück in die Lunge, wo es dank unserer Atmung wieder mit Sauerstoff angereichert wird. Wenn wir schlafen, arbeitet das Herz langsamer, und wenn wir Sport treiben, kann es die Leistung um ein Vielfaches steigern. (Und es freut sich sogar über diese »Anstrengung«.) Mehrmals pro Stunde bewegt das Herz unser gesamtes Blut durch unseren Körper. Im Laufe des Tages kommt so ein Volumen von mehr als 8000 Litern zusammen. Die Power des gesunden menschlichen Herzens ist so groß, dass das Blut damit bis zu zehn Meter hoch gepumpt werden könnte. Diese Zahlen faszinieren und lassen uns staunen.

Das Herz ist zu Recht ein Symbol für Kraft, Leben und Liebe und verdient unsere besondere Beachtung. Seit jeher spüren wir, dass starke Empfindungen sich so direkt auf das Herz auswirken, dass wir diese Gefühle umgangssprachlich sogar dort lokalisieren und spüren. Dass uns etwas zu Herzen gehen oder von Herzen kommen kann, zeichnet uns Menschen aus. Herzlichkeit ist etwas vom Schönsten, mit dem wir beschenkt werden können. Wenn wir etwas wagen, fassen wir uns ein Herz – aber wenn wir das Wagnis scheuen, rutscht es uns in die Hose. Und nicht nur Stress, Schrecken und Angst, sondern auch Freude, Verliebtsein und Glück lassen unser Herz höherschlagen.

Wir denken viel zu selten über dieses so wichtige Organ nach und gehen leider manchmal leichtfertig mit seiner Gesundheit um. Daher freue ich mich, dass ich Ihnen am Ende dieses Buchs Risikofaktoren für Herzerkrankungen, aber auch Wege zur Förderung der Herzgesundheit zeigen kann. Das Herz kann erkranken – aber wenn das rechtzeitig entdeckt und kompetent behandelt wird, dann hat dieses unermüdliche Organ erstaunliche Genesungskräfte. Also: Lesen Sie dieses Buch nicht mit Angst, sondern mit beherztem Mut.

Ein Wort zum Thema »Gendern«: Wenn es ein Buch gibt, in dem man über die Dominanz der männlichen Formen in unserer Sprache nicht einfach hinweggehen darf, dann ist es dieses. Zugleich liegt mir die Lesefreundlichkeit am Herzen. Deshalb verwende ich manchmal nur die weibliche Form (»Ärztinnen«); die männlichen Kollegen sind dann mitgemeint. Und manchmal mache ich es umgekehrt. Wenn Missverständnisse möglich sind, tauchen stets beide Formen auf, also »Ärztinnen und Ärzte«. In Aufzählungen kann es auch mal abwechselnd die weibliche und die männliche Form sein; gemeint sind dann jeweils alle Geschlechter.

Ich versuche in diesem Buch, die medizinischen Zusammenhänge so zu erklären, dass auch Laien sie verstehen können. Das geht oft nur, indem ich auf eine vollständige Darstellung aller fachlichen Nebenaspekte verzichte. Fachkolleginnen und -kollegen bitte ich dafür um Nachsicht. Dies ist kein Lehr- und Fachbuch, sondern ein Sachbuch, das so allgemeinverständlich wie möglich sein soll. Deshalb verzichte ich auch darauf, alle genannten Studien und Untersuchungen mit Fußnoten zu versehen und vollständig bibliografisch aufzuführen. Eine Liste der für dieses Buch wichtigsten Studien findet sich im Anhang. Für weitere Nachfragen hierzu stehe ich gerne zur Verfügung.

Ganz ohne medizinische Fachbegriffe kommt allerdings auch dieses Buch nicht aus. Im Anhang finden Sie deshalb Erläuterungen der wichtigsten Fachwörter. Wenn diese im Text zum ersten Mal auftauchen, sind sie *kursiv* gesetzt.

Noch eine kurze Erklärung zu den Abbildungen im Buch: Die meisten Ultraschall- und Röntgenbilder werden in der Medizin seitenverkehrt angezeigt. Das hat technische und Darstellungsgründe. Wundern Sie sich daher bitte nicht, wenn Sie in einer Abbildung zum Beispiel das linke Herz auf der rechten Seite sehen oder ein linkes Gefäß rechtsherum verläuft.

1 Frauenherzen schlagen anders: Was das weibliche vom männlichen Herzen unterscheidet

1a Ein Fall-Bericht aus dem Frauenherz-Zentrum: Gisela

Allen Zweiflern an der Relevanz einer speziell auf Frauen fokussierten Herzmedizin sei empfohlen, sich einmal mit einer betroffenen Frau zu unterhalten. Wenn man sich öffnet für die Schilderungen ihres Leidensdrucks und Leidenswegs und auch ihrer Zweifel an der eigenen Wahrnehmung, wird der Ansatz einer geschlechtssensiblen Medizin vielleicht weniger befremdlich. Ich möchte hier einen Fall skizzieren, der typisch für viele Berichte ist und der mir sehr naheging.

Im Dezember 2020 stellte sich Gisela im Frauenherz-Zentrum vor. Die 55-jährige Patientin hatte sich jahrelang wegen Luftknappheit, immer wiederkehrenden Drucks im Brustraum und Herzstolpern an verschiedene Ärzte und Ärztinnen gewandt. Ihre Beschwerden konnte sie sehr detailliert schildern: eine lähmende Kraftlosigkeit, die sogar das Stehen und Sitzen anstrengend machte; dazu kamen Schmerzen bei Bewegungen, aber auch durch passive Erschütterungen, zum Beispiel beim Autofahren, sowie Wassereinlagerungen und eine Lichtempfindlichkeit, die einen normalen Alltag zusätzlich erschwerte. Phasenweise nahmen die Beschwerden etwas ab, dann kamen sie mit großer Wucht zurück. Gisela fiel es sichtlich schwer, von diesem Leidensweg zu berichten. Eindrücklich schilderte sie den Druck in der Brust, der sie vor allem abends überfiel, im Ruhezustand, also beim Lesen oder Fernsehen. Es war ein Druck, der ihr den Atem nahm und Angst vor einem Herzinfarkt oder einer anderen schweren Erkrankung auslöste.

Gisela hatte bereits zahlreiche Untersuchungen hinter sich, die alle keinen wegweisenden Befund ergaben. Zum Beispiel zeigte eine Magenspiegelung nur eine diskrete Magenschleimhaut-Entzündung und ein Lungenfunktionstest einen altersentsprechenden Befund. Eine Computertomografie des Herzens sowie eine Herzkatheter-Untersuchung hatten eine relevante Verkalkung der Herzkranzgefäße ausgeschlossen, und auch verschiedene Ultraschall-Darstellungen des Herzens und anderer Organe waren unauffällig.

Diese Negativ-Befunde bei weiterbestehendem Leidensdruck brachten natürlich keine Beruhigung, sondern verunsicherten die Patientin emotional und psychisch: »Bilde ich mir das Ganze nur ein?« und »Soll ich es lieber auf sich beruhen lassen?«. Denn die Reaktionen der behandelnden Ärztinnen und Ärzte, so berichtete sie, bestanden zunehmend in Ungeduld und genervtem Achselzucken. Obwohl sie noch nicht alt und bis auf ein gewisses Übergewicht fit war, verließ Gisela daraufhin über Monate das Schlafzimmer nicht mehr. Eine häusliche Sauerstoffgabe, die ein Arzt mehr aus Verzweiflung verschrieben hatte, schien subjektiv etwas Linderung zu bringen.

Die Patientin stellte sich nun in Begleitung ihres Ehemannes und mit einer Sauerstoffflasche im Gepäck im Frauenherz-Zentrum vor. Die Gespräche waren anfangs geprägt von Selbstvorwürfen und Zweifel – schließlich hatten sich ja bereits viele Ärzte mit ihren Beschwerden auseinandergesetzt und immer nur festgestellt, dass doch alles in Ordnung sei. Mehrfach sprach sie von ihrer Sorge, ihrer Familie unnötig zur Last zu fallen, weil sie ja offenbar nicht am Herzen, sondern »im Kopf« krank sei. Die gravierendste Erfahrung ihrer Ärzte-Odyssee war das Gefühl, nicht ernst genommen zu werden. Gisela berichtete unter Tränen vom Augenrollen der Mediziner, dem Getuschel des Praxis- und Krankenhaus-Personals und der oft offen zur Schau gestellten Verwunderung oder sogar genervten Verärgerung bei jeder erneuten Vorstellung mit der Bitte um Hilfe.

Die Erinnerung an Giselas Berichte bei unserem ersten Kennenlernen macht mich heute noch wütend und fassungslos. Was muten Ärzte solchen Patientinnen zu! Mit wie viel Unsicherheit und Scham wegen ihrer Schmerzen und Ängste werden diese Frauen alleine gelassen! Wie schnell wird eine psychische Erkrankung angenommen oder eine hysterische Persönlichkeit unterstellt, anstatt wirklich unvoreingenommen alle körperlichen Aspekte zu überprüfen, um die richtige Diagnose zu stellen!

Verstehen Sie mich nicht falsch: Natürlich gibt es Patientinnen, deren gesundheitliches Problem eher auf der psychischen Ebene liegt – was übrigens genauso ernst genommen werden muss wie organische Erkrankungen. So kennen wir zum Beispiel die Herz-*Neurose*, eine psychiatrische Erkrankung, bei der betroffene Personen fälschlicherweise davon überzeugt sind, an einer schweren Herzerkrankung zu leiden, und verschiedene Symptome beklagen. Diese Menschen müssen mittels Psychotherapie behandelt werden – aber erst, nachdem mit allem (!) Wissen der heutigen Medizin eine körperliche Ursache der Beschwerden ausgeschlossen worden ist.

Bei den ersten Untersuchungen im Frauenherz-Zentrum zeigten sich bei Gisela im Herzultraschall und im 24-stündigen Blutdruckprofil gute und altersentsprechende Befunde. Auch die Wiederholung einer Herzkatheter-Untersuchung bestätigte den unauffälligen Befund der Herzkranzgefäße, den sie bereits bekommen hatte: keine nennenswerte Verkalkung. Und genau an dieser Stelle hatten die bisher eingeschalteten Kardiologen ihre Suche nach der Ursache der Beschwerden beendet und die Patientin unter »Nervensäge« einsortiert. Die Einheitsmedizin, die nicht auf geschlechtliche Unterschiede achtet, war hier am Ende ihres Lateins. Aber bei diesen Beschwerden und diesem Leidensdruck darf sich kein Arzt mit einem unauffälligen Befund zufriedengeben. Es müssen durch weitere Untersuchungen spezifische Erkrankungen abgeklärt werden, die sich häufig bei Frauen finden lassen. In diesem Fall brachte uns der Einsatz eines Spezialtests (mehr darüber in den Abschnitten 2a und 5d) im Anschluss an die Kontrastmittel-Darstellung der Herzkranzgefäße auf die richtige Spur: Diese Patientin litt seit Jahren unter einer Störung der *koronaren Mikrozirkulation.* Das bedeutet, dass das Blut nicht problemlos durch die kleinen und kleinsten Blutgefäße im Herzmuskel floss. Dazu muss man wissen, dass gerade das Herz für seine anspruchsvolle, ununterbrochene Tätigkeit viel sauerstoffreiches Blut benötigt. Deshalb zweigen von der Hauptschlagader die beiden Herzkranzgefäße ab und transportieren das Blut in den

Herzmuskel (siehe Abbildung 1). Die dann immer kleiner werdenden und sich verästelnden Blutgefäße haben schließlich einen Durchmesser von einem halben Millimeter und weniger und verteilen das Blut in alle Bereiche des Herzgewebes.

Bei einer Störung der koronaren Mikrozirkulation funktioniert die Feinabstimmung im Herz nicht mehr. Ein Vergleich macht das komplexe Geschehen vielleicht verständlicher. Stellen Sie sich ein Wehr an einem Fluss vor. Der Wärter öffnet das Wehr zu den angrenzenden Kanälen, wenn deren Pegel zu niedrig ist und die anliegenden Felder zu vertrocknen drohen. Dann bekommen die Kanäle eine größere Menge Wasser. Bei starkem Regen und drohender Überflutung wird das Wehr geschlossen und der Zufluss unterbunden. Wenn die Zuständigen alles richtig machen, kommt es nie zu einem »Zuwenig« oder einem »Zuviel«; die Kanäle und Felder bekommen immer die optimale Menge an Wasser. Eine Mikrozirkulationsstörung im Herzen kann man damit vergleichen, dass der Schleusenwärter seine Arbeit nicht ordentlich macht und Chaos anrichtet. Die kleinsten Herzkranzgefäße weiten sich, wenn es eigentlich gar nicht erforderlich ist, und verengen sich, wenn zum Beispiel im Rahmen einer sportlichen Aktivität eigentlich mehr Blut benötigt wird. So kommt es mal zu einer Überversorgung oder (gravierender) zu einer Unterversorgung des Herzmuskels mit Blut. Als Folge können verschiedene Beschwerden wie Luftknappheit, Herzstolpern oder Druck in der Brust auftreten.

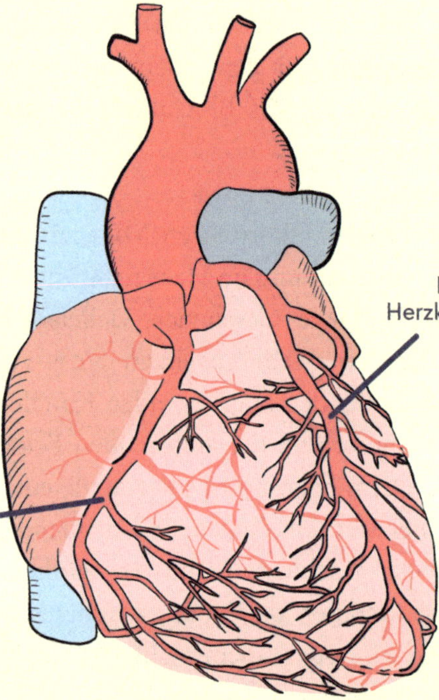

ABBILDUNG 1

Aus der Hauptschlagader gehen die beiden Herzkranzgefäße nach links und nach rechts ab, um sich dann wie die Zweige eines Baums immer weiter zu verästeln und über kleine und kleinste Blutgefäße das sauerstoffreiche Blut in den Herzmuskel zu bringen. Dabei teilt sich das linke Herzkranzgefäß rasch in zwei kräftige Gefäße auf und versorgt so das linke Herz, die Vorderwand des rechten Herzens und große Teile der Trennwand zwischen beiden Herzen mit Blut. Das rechte Herzkranzgefäß durchblutet vor allem das restliche rechte Herz und die Hinterwand des linken Herzens. Interessanterweise ist diese Verästelung über den gesamten Herzmuskel wie ein Fingerabdruck einzigartig, also bei jedem Menschen individuell ausgeprägt.

Giselas Freude und die Dankbarkeit waren natürlich groß. Endlich gab es eine Diagnose und die Gewissheit, nicht »verrückt« zu sein. Zudem war es eine Erkrankung, die mit Medikamenten gut zu behandeln ist. Wir begannen mit einer milden Therapie, die die Gefäße zu einer entspannteren und vor allem wieder zielgerichteten Arbeit anregt. Bereits nach wenigen Tagen konnte die Patientin wieder nach Hause gehen. Nach ihrer Heimkehr berichtete sie in einer Mail von einer deutlichen Verbesserung ihres Zustands:

Guten Morgen, Herr Prof. Becker,

unsere Worte können die Dankbarkeit, die wir empfinden, nicht fassen!

Diese Mail schreibe ich, um Ihnen mitzuteilen, dass alles im Positiven eingetreten ist, was Sie prognostiziert haben:

<u>Auf der Rückfahrt</u>
Ich war total entspannt, ich habe weder auf Schlaglöcher (kaum wahrnehmbare) noch auf das Flackern der tiefstehenden Sonne, welche durch die laublosen Bäume schien, negativ reagiert.

<u>Zu Hause</u>
Ich konnte mit unseren 4 Kindern telefonieren, mit einer Kraft in der Stimme, die ich nicht mehr für möglich gehalten hatte.

Ich habe (fast) keine Beklemmungen mehr.

Ich verliere Wasser, einige Kilos bis heute Morgen, und bekomme deutlich mehr Luft.

> Ich brauche, so seltsam sich das anhören mag, meinen Kopf nicht mehr abzulenken (so wie früher meist durch Lesen).
>
> Ich hatte gestern und heute Morgen einen gesunden Appetit beim Frühstück – was ich fast nicht kenne.
>
> Herr Prof. Becker, was uns beeindruckt hat, ist Ihre natürliche und ehrliche Bodenständigkeit – bewahren Sie sich diese, das ist ein Schlüssel zu Ihrem Erfolg, der den Menschen zugutekommt.
>
> Mein Mann und ich hatten gestern Abend unseren ganz persönlichen Heiligen Abend
>
> Herzlichst, Gisela & Werner

Eine weitere schöne Rückmeldung kam wenige Monate später durch einen Telefonanruf des Ehemannes, der berichtete, dass er mit seinen Kindern am Wohnzimmerfenster stehend seiner Frau (die ja vor der Behandlung monatelang nicht aus dem Schlafzimmer gekommen war) beim Waschen des Autos zusah.

Vergleichbare Geschichten erleben wir in unserem Frauenherz-Zentrum täglich. So viele Frauen stellen sich mit langem Leidensweg und hohem Leidensdruck bei uns vor. Und leider hören wir immer wieder von der fehlenden Empathie und dem scheinbaren Desinteresse der Ärzte. In der Folge werden die Beschwerden erstens schlimmer und zweitens chronisch. Und fast immer kommt eine psychische Belastung durch die ständige Enttäuschung und das Gefühl des Nicht-verstanden-Werdens hinzu. Warum nur wehren sich so viele Mediziner gegen die Erkenntnisse der geschlechtssensiblen Medizin?

Vieles in diesem Buch kann man nur nachvollziehen, wenn man zumindest grob versteht, was im Herzen und Körper vor sich geht. Deshalb wird es ab jetzt ein wenig »technisch«. Ich versuche jedoch, die Dinge so verständlich wie möglich zu erklären. Ich freue mich, wenn Sie sich darauf einlassen.

Die auffälligsten Unterschiede zwischen einer Frau und einem Mann sehen wir in der *Anatomie*, das heißt im Aufbau ihres Körpers. Das betrifft neben den inneren und äußeren Geschlechtsorganen vor allem den Körperbau. Und aufgrund ihrer geringeren Größe (in Deutschland im Durchschnitt ca. 166 cm im Vergleich zu ca. 177 cm beim Mann) und des geringeren Körpergewichts (durchschnittlich ca. 69 kg; ca. 85 kg beim Mann) haben Frauen auch ein kleineres Herz. Das bezieht sich selbstverständlich nicht auf die physische und emotionale Power, sondern ausschließlich auf Gewicht und Durchmesser der Herzkammern. Zahlreiche Untersuchungen an gesunden Probanden und Probandinnen haben die deutlichen geschlechtsspezifischen Unterschiede bei der Größe der Herzen beschrieben und definiert. Aber das weibliche Herz ist nicht einfach nur eine kleinere Version des männlichen Herzens, sondern es unterscheidet sich im Aufbau erheblich. So ist zum Beispiel die Masse des weiblichen linken Herzens um etwa ein Drittel geringer, die des rechten Herzens aber nur um etwa ein Viertel kleiner als beim Mann. Die Wand zwischen der rechten und der linken Hauptkammer ist bei Frauen um etwa 10 Prozent dünner als beim Mann, die freie Wand der linken Hauptkammer um etwa 9 Prozent.

Einen massiven Unterschied für den gesamten Organismus und damit auch das Herz bedeuten die unterschiedlichen hormonellen Einflüsse je nach Geschlecht. *Hormone* sind chemische Botenstoffe, die als »Nachrichten-Übermittler« zwischen Organen und zwischen Zellen dafür sorgen, dass die biologischen Prozesse im Körper in der richtigen Reihenfolge und in der richtigen Stärke ablaufen. Während bei den Männern das Geschlechtshormon Testosteron dominiert, haben bei Frauen das Östrogen und das Progesteron den größten Einfluss. Die normalen Schwankungen der weiblichen Hormone – am stärksten messbar im Rahmen des monatlichen Zyklus und nach dem Beginn der Wechseljahre – beeinflussen auch das Herz. Denn Östrogen schützt das Herz-Kreislauf-System – unter anderem wegen seiner blutdrucksenkenden Wirkung. Im Zuge der Wechseljahre kommt es durch den Rückgang der Geschlechtshormone zu einer Umstellung des Hormonhaushalts. Entsprechend klagen Frauen nach der *Menopause*, also der letzten Monatsblutung, häufig über erhöhten Blutdruck und Herzrasen. Dies ist auch durch den Mangel an Östrogen und die dadurch verursachten Änderungen der Elektrolyt-Balance und die dann gesteigerte Aktivität des Nervensystems zu erklären. (Näheres hierzu im Kapitel 3.)

Doch damit nicht genug. Das weibliche Herz ist nicht nur anders gebaut als das männliche – es funktioniert auch anders. Zum besseren Verständnis schauen wir uns einmal an, wie das Herz seine Aufgabe im Körper erfüllt: Das Blut, dessen Sauerstoffgehalt auf dem Weg durch den Körper abgenommen hat, fließt durch die *Venen* in Richtung Herz, genauer: Es wird vom rechten Herz angesaugt und von hier aus in die Lunge gepumpt. In den Lungen wird das Blut wieder mit Sauerstoff angereichert und von dort über das linke Herz in die linke Hauptkammer und dann über die Hauptschlagader und verschiedene *Arterien* in den Körper getrieben. Die Phase des Ansaugens wird als *Diastole* bezeichnet, die Phase des Herauspumpens als *Systole* (siehe Abbildung 2).

Diese Kombination der Aktionen »Ansaugen« und »Pumpen« findet im Ruhezustand etwa 60–70 Mal pro Minute statt, bei körperlicher Belastung steigt je nach Bedarf die Frequenz der Herzaktionen an. Die *Herzfrequenz*, also das, was wir landläufig den »Puls« nennen, kann man an verschiedenen Stellen des Körpers durch Tasten messen. Am besten gelingt dies am Handgelenk unterhalb des Daumen-Ansatzes, an der Leiste oder am seitlichen Hals.

Neben der Häufigkeit, mit der das Herz seine Arbeit verrichtet, also der Herzfrequenz, gibt es noch zwei weitere wichtige Parameter, die hier erklärt werden sollen:

- Das *Schlagvolumen* gibt an, wie viel Blut pro Pumpaktion von der linken Herz-Hauptkammer in den Körper geschickt wird. Der Normalwert liegt bei 70 bis 100 ml.
- Die *Auswurffraktion* zeigt in Prozent an, wie viel von dem Blut, das sich in der linken Hauptkammer befindet, pro Pumpaktion herausgetrieben wird. Da sich das Herz nicht leer pumpen kann (und soll), liegt der Mittelwert bei einem gesunden Menschen nicht bei 100, sondern bei etwa 52 bis 60 Prozent.

Die Kombination aus Füllung und Auswurf ergibt eine Herz-Aktion. Die Herzklappen gehen nach dem Durchfluss des Blutes zu und verhindern so, dass das Blut in die falsche Richtung zurückfließen kann.

Kommen wir zurück zu den geschlechtsbezogenen Unterschieden. Wegen der geringeren Größe des Herzens ist das Schlagvolumen bei Frauen um etwa 10 Prozent geringer. Das heißt, dass bei jeder Aktion des Herzens im Vergleich zum Mann weniger Blut in den Körper gepumpt wird. Auf der anderen Seite schlägt das weibliche Herz 3–5 Mal häufiger pro Minute. Und es pumpt bei jeder Herz-Aktion auch einen höheren Anteil des Bluts, das sich im Herzen befindet, in den Körper. Diese Auswurffraktion sollte bei Frauen mindestens 54 Prozent betragen, beim Mann hingegen 52. Der Unterschied erscheint klein, steht aber für eine höhere Leistung des weiblichen Herzens, mit der der Größen-»Nachteil« ausgeglichen wird. Die stärkere Leistung drückt sich in einer um 10–14 Prozent höheren *Kontraktilität* aus, also der Möglichkeit des Herzens, sich zusammenzuziehen. Diese Fähigkeit verdanken Frauen wahrscheinlich der höheren Anzahl von Herzmuskel-Zellen in den Hauptkammern.

Die Unterschiede zwischen Frauen- und Männerherzen wirken sich direkt auf die Art und Weise aus, wie ein gesteigerter »Sauerstoffhunger« des Gehirns oder des gesamten Körpers gestillt wird – etwa, weil wir im Stress sind, eine anspruchsvolle Aufgabe lösen müssen oder uns körperlich anstrengen, zum Beispiel beim Sport. In solchen Phasen müssen der Blutdruck und der Blutfluss im Körper gesteigert werden, um den Zellen für diese Aufgaben mehr sauerstoffreiches Blut anbieten zu können. Dies ist bei Männern

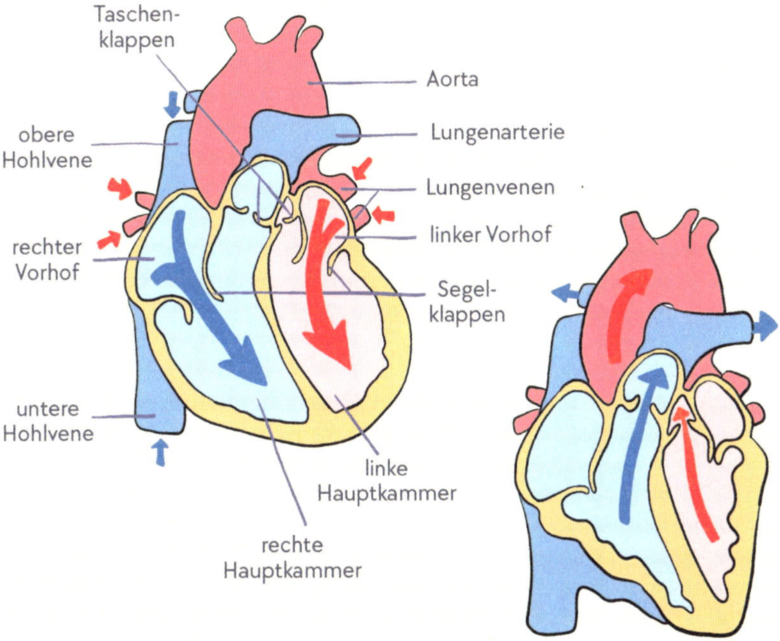

ABBILDUNG 2

Links: In der Füll-Phase (*Diastole*; Hauptkammern groß und voll) werden die Herz-Hauptkammern mit Blut aus den Herz-Vorkammern (Vorhöfen) gefüllt. Den Blutfluss zeigen die großen Pfeile. Aus dem Körper kommt über die Hohlvenen (kleine blaue Pfeile) das sauerstoffarme Blut in das rechte Herz. Über die Vorkammer und eine Segelklappe, die Trikuspidalklappe, gelangt es in die Hauptkammer. Das sauerstoffreiche Blut wird aus der Lunge über die Lungenvenen (kleine rote Pfeile) in das linke Herz geführt – ebenfalls über die Vorkammer und die andere Segelklappe, die Mitralklappe, in die Hauptkammer.

Rechts: In der Auswurf-Phase (*Systole*; Hauptkammern klein und zusammengezogen) wird das Blut aus dem rechten Herzen (blau) über eine Taschenklappe, die Pulmonalklappe, und die Lungenarterien in die Lunge gepumpt. Aus dem linken Herzen (rot) wird es über die zweite Taschenklappe, die Aortenklappe, in die Hauptschlagader (*Aorta*) und so in den Körper gepumpt.

und Frauen unterschiedlich geregelt: Bei Frauen steigt als Erstes die *Herzfrequenz* und damit auch das *Herzzeitvolumen*, also die Menge Blut, die pro Minute durch den Körper gepumpt wird. Bei Männern hingegen erhöht sich als Erstes der periphere *Gefäßwiderstand*: Die Blutgefäße in den Beinen und den Armen werden enger, das Blut muss gegen einen erhöhten Widerstand gepumpt werden, es kommt zu einer Drosselung des Blutabflusses in die Peripherie. Durch den so erreichten »Stau« des Blutes erhöht sich der Druck in den Gefäßen und dem Körper. Der höhere Blutdruck sorgt für eine bessere und stärkere Durchblutung der Organe und des Gewebes, die bei Sport, Kampf oder Anstrengung ja erforderlich ist.

Geregelt werden diese Änderungen der Gefäßweite durch das *vegetative Nervensystem*. Damit bezeichnet die Medizin das unwillkürliche System der Nerven, das alle Abläufe im Körper steuert, die man nicht mit dem bewussten Verstand und Willen beeinflussen kann und dessen Funktionen automatisiert ablaufen. Das ist ein Segen – denn wenn wir jeden Atemzug, jeden Herzschlag und viele weitere Körperfunktionen durch eine bewusste Entscheidung veranlassen müssten, kämen wir kaum zu etwas anderem wie der Erfindung des Rads oder dem Lesen eines Romans.

Das vegetative Nervensystem verbindet das Gehirn mit allen Organen im Körper. Es ist ständig aktiv und besteht aus einem *sympathischen* und einem *parasympathischen* Nervenanteil. Sie steuern die Funktionen der inneren Organe, darunter zum Beispiel die Herz- und die Atem-Frequenz, den Stoffwechsel der Zellen, die Verdauung und die dafür erforderliche Produktion von Speichel (Spucke) und anderen Sekreten, das Schwitzen oder die Weite der Pupillen. Das willkürliche Nervensystem hingegen steuert alle Aktionen, die bewusst durch den Verstand beeinflusst werden können, also zum Beispiel das Sprechen oder die Bewegung eines Arms.

Wir Mediziner haben übrigens manchmal eine merkwürdige Sprache. Wir verwenden Begriffe, die man aus der Umgangssprache kennt – aber wir meinen oft etwas ganz anderes damit. Manchmal sogar das glatte Gegenteil. Die meisten wissen spätestens seit Corona, dass sie sich freuen können, wenn sie einen »negativen« Bescheid bekommen – weil das bedeutet, dass sie die Krankheit nicht haben, auf die getestet wurde. Wir Ärzte sagen untereinander grundsätzlich, dass eine Patientin mit Beschwerden »sich vorgestellt hat« im Krankenhaus – auch wenn sie, ohne mit uns zu sprechen, auf einer Trage lag, statt sich mit uns wie auf einer Party bekannt zu machen. Und wenn wir im Zusammenhang mit dem vegetativen Nervensystem von »sympathisch« sprechen, meinen wir damit nicht »nett«. Weitere Erklärungen zu den Fachwörtern finden sich im Anhang.

Der sympathische Nervenbereich, *Sympathikus* genannt, und sein parasympathischer Kollege, der *Parasympathikus*, sind gut aufeinander abgestimmt.

Die Impulse des *Sympathikus* bereiten den Menschen auf körperliche und geistige Leistungen vor, entsprechend werden wichtige Veränderungen des Körpers gesteuert, die dafür erforderlich sind. Vereinfacht gesagt, aktiviert das sympathische Nervensystem alle Mechanismen, die im Laufe unserer Evolution für »Angriff und Kampf« wichtig waren. In diesen Situationen muss der Körper optimal leistungsfähig sein, also mit Blut und Sauerstoff versorgt werden. Zusätzlich

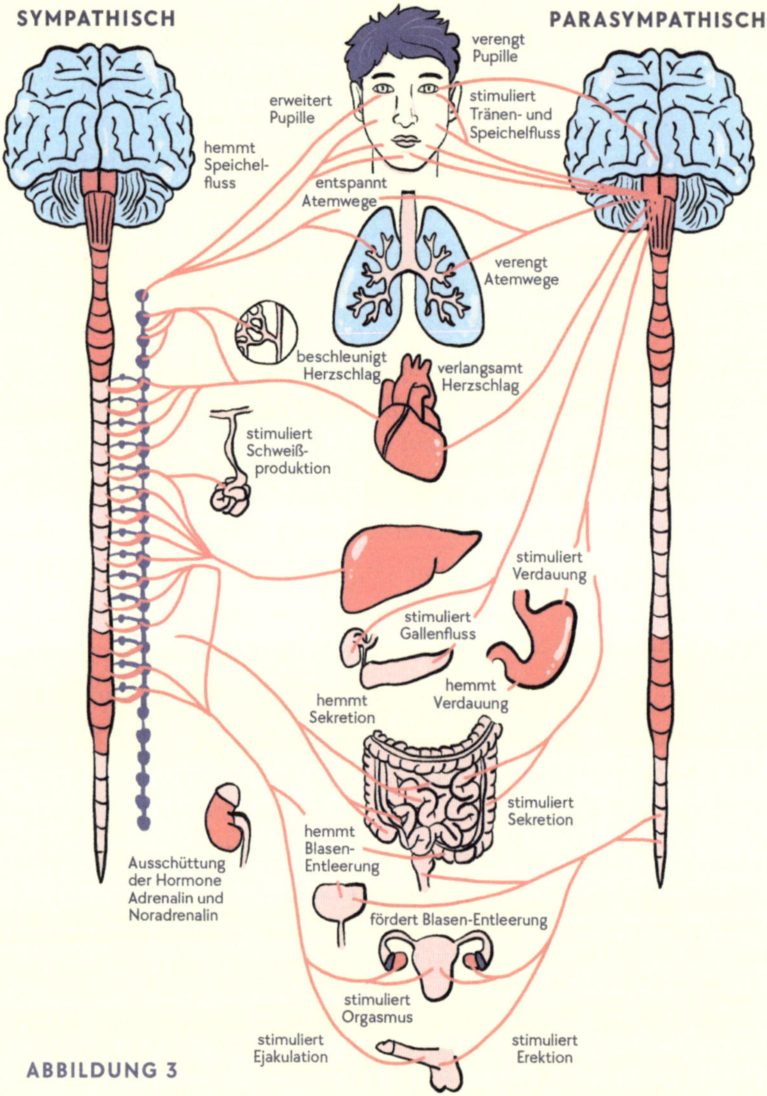

ABBILDUNG 3

Aufgaben des vegetativen, also unwillkürlichen Nervensystems mit den beiden Gegenspielern Sympathikus und Parasympathikus mit unterschiedlich starker Aktivierung bei der Frau (eher Parasympathikus) und beim Mann (eher Sympathikus).

muss der Mensch ausreichend Luft bekommen und sollte auch im Dunkeln gut sehen können. Und weder Verdauung noch Müdigkeit dürfen uns dann ablenken. Daher fördert der Sympathikus einen hohen Blutdruck, eine erhöhte Herzfrequenz und Muskel-Durchblutung, weitet die Atemwege und steigert die Atemfrequenz. Außerdem werden die Pupillen stark geweitet, damit mehr Licht auf die Netzhaut fällt. So war ein möglicher Gegner besser zu sehen und konnte besser bekämpft werden. Ersatzweise war der Fluchtweg besser zu erkennen.

Der Gegenspieler des Sympathikus, der *Parasympathikus*, hat eher dämpfende Effekte. Wenn er aktiv ist, geht es nicht um Kampf und Überleben. Im Fokus stehen vielmehr Essen, Verdauung und Erholung. Der Körper wird angeregt, Blase und Darm zu entleeren und die für die Verdauung notwendigen Magen- und Darm-Säfte (Sekrete) sowie Speichel zu bilden. Während der für den Körper wichtigen Phase von Erholung, Regeneration und Entspannung werden der Herzschlag (die Herzfrequenz) und der Atem verlangsamt und der Blutdruck gesenkt.

Interessanterweise ist es für eine optimale Sexualfunktion wichtig, dass beide Nervensysteme perfekt miteinander harmonieren. Der Parasympathikus ist am Anfang der sexuellen Aktivität zuständig, wenn es wichtig ist, sich auf den anderen Menschen einzulassen, sich wohlzufühlen und Sinnlichkeit zuzulassen. Auch die Erektion wird vom Parasympathikus gesteuert. Am Ende überwiegt der Sympathikus, der uns zum Orgasmus und zur Ejakulation verhilft. Dann zeigt sich wieder die oben beschriebene Reaktion mit schneller Atmung, hohem Puls und warmer, gut durchbluteter Muskulatur.

Die Extreme sind bei den Geschlechtern gegenläufig: Im Entspannungsmodus ist der Parasympathikus bei Frauen aktiver als bei Männern. Umgekehrt ist der Sympathikus im »Kampf-Modus« beim Mann stärker aktiviert als bei der Frau. Das liegt daran, dass das weibliche Geschlechtshormon Östrogen den Sympathikus dämpft. Nach der Menopause ist dieser deshalb auch bei Frauen aktiver als vorher.

Betrachten wir einen weiteren wichtigen Unterschied: die Aktivierung des Herzmuskels. Dies ist ein im wahrsten Sinne des Wortes elektrisierender Mechanismus – Spannung ist garantiert. Denn damit der Muskel des Herzens sich zusammenziehen und damit Blut ansaugen oder herauspumpen kann, braucht es einen Impuls. Und der kommt in Form eines elektrischen »Anstupsers« vom *Sinusknoten.* Dieser Taktgeber sitzt in der rechten Herz-Vorkammer und sendet im Ruhezustand etwa 60 Mal pro Minute einen geringen elektrischen Strom über das gesamte Herz.

Das Zusammenziehen des Herzmuskels geschieht mit der Frequenz der Strom-Aussendung, also in Ruhe etwa 60 Mal pro Minute. So wird das Herz zu den bereits beschriebenen Aktionen von Ansaugen und Pumpen animiert. Wir können diese Aktionen als Puls fühlen und messen.

Bei Frauen braucht der elektrische Strom mehr Zeit, um über die »Stromkabel« durch das Herz zu laufen. Auch die Zeit, die der Sinusknoten benötigt, um sich nach einer Strom-Abgabe zu erholen, ist bei Frauen länger. Das kann zu gefährlichen Rhythmusstörungen führen. Dies geschieht, wenn der neue Strom-Impuls aus dem Sinusknoten auf noch nicht vollständig erholte Strom-Leitungsbahnen stößt und es

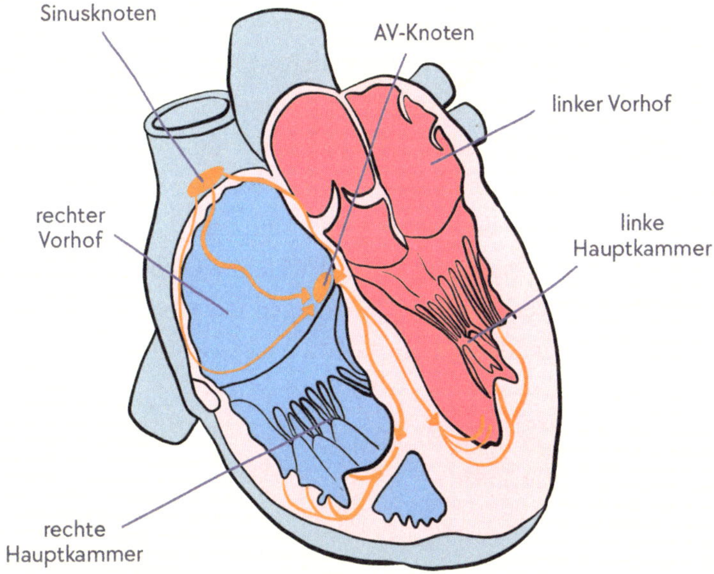

ABBILDUNG 4

Der elektrische Strom fließt vom Sinusknoten über eine »Umschalt-Station« (AV-Knoten) und weitere »Stromkabel«, die sogenannten Schenkel, über das ganze Herz und führt so zu einer Aktivierung der Herzmuskelzellen und zu einem Zusammenziehen (einer Kontraktion) des Herzmuskels. Als Folge wird das Blut in den Körper (durch das linke Herz) beziehungsweise in die Lunge (durch das rechte Herz) gepumpt.

dort dann zu ungeordneten, sich überlappenden Herz-Aktionen kommt. (Näheres hierzu im Kapitel 2.)

Es gibt noch zahlreiche weitere geschlechtsspezifische Unterschiede des Herzens und anderer Organe. Die bisher beschriebenen Aspekte sollen das Thema des Buchs verdeutlichen und erheben keinen Anspruch auf Vollständigkeit. Sie zeigen aber eindrucksvoll, dass die Herzen der Frauen und der Männer eben nicht gleich sind und daher auch nicht gleich behandelt werden sollten! Welche entscheidende Rolle das bei den verschiedenen Störungen der Gesundheit spielt, zeigt das folgende Kapitel.

2 Alarmzeichen oder harmlos? Beschwerden und ihre möglichen Ursachen

In diesem Kapitel beschreibe ich Leitsymptome, also von Patientinnen häufig geäußerte Beschwerden, die typisch für bestimmte *kardiale* Erkrankungen sind und damit bei der Einordnung und Diagnose helfen können. Von den Symptomen auszugehen statt von der letztlich diagnostizierten Erkrankung, wird erstens den Patientinnen besser gerecht und vereinfacht zweitens die Darstellung für Sie als Leserinnen und Leser.

2a »Da sitzt ein Elefant auf meiner Brust!« Beklemmungsgefühle

Häufig klagen Patienten und Patientinnen über Beschwerden im Oberkörper inklusive Hals, die mal als »stechend«, mal als »brennend« oder auch als »drückend« angegeben werden. Oft ist »nur« eine Verspannung oder Zerrung der Muskeln, eine Blockade der Wirbelkörper oder eine Rippenprellung die Ursache. Aber auch Erkrankungen wie eine Halsentzündung, eine Gürtelrose oder eine Magen- oder

Speiseröhren-Entzündung sind möglich. Und eben eine Verkalkung der Herzkranzgefäße mit drohendem oder sogar akut ablaufendem Herzinfarkt.

Ob diese Beschwerden eine eher harmlose Ursache haben, ist häufig nicht direkt zu klären, da jeder Mensch Schmerzen anders beschreibt und vor allem anders empfindet. In vielen Fällen bedarf es daher einer genaueren Abklärung. Insgesamt gilt natürlich der sehr banale, aber doch so zutreffende Spruch, den ich zum ersten Mal während des Medizinstudiums hörte und damals nicht so richtig einordnen konnte: »Seltenes ist selten, und Häufiges ist häufig.« (Die etwas poetischere Version dieser Aussage lautet: »Wenn ein Vogel über den Rhein fliegt, ist es eher ein Spatz als ein Kolibri.«) Bei Schmerzen im Oberkörper zum Beispiel ist sicherlich zunächst von einer harmlosen und meist kurzfristigen Beeinträchtigung auszugehen. Ein einfaches Beispiel macht den Sinn des »Kolibri«-Spruchs vielleicht noch klarer: Wenn ich abends, nach einer üppigen Mahlzeit, einige Stunden lang Bauchschmerzen habe, ist das eher eine Magenverstimmung, wie sie (der Spatz!) häufiger vorkommt, und kein Krebs. Kommen die Schmerzen aber immer wieder, werden schlimmer oder sind in der Art und Intensität nicht erklär- oder aushaltbar, ist das seltener (wie ein Kolibri in Deutschland) und verdächtig. Dann heißt es: Möglichst schnell zum Arzt!

Für das Herz verdächtige Beschwerden werden oft als ein Druckgefühl in der Herzgegend beschrieben – häufig sehr plastisch als »eine Hand, die das Herz umfasst«, »ein Gürtel, der die Brust zusammenschnürt« oder »ein Elefant, der auf der Brust sitzt«. Aber die Wahrnehmung des Charakters und der Dramatik dieser Beschwerden ist unterschiedlich. Männer schildern oft ein »drückendes und einschnürendes Gefühl in der Brust«, das in die linke Schulter und den linken Oberarm einstrahlt. Frauen beschreiben die Schmerzen eher als »ziehend«, lokalisieren sie im Rücken, Hals und Oberbauch und klagen über Kurzatmigkeit, Übelkeit und Schwäche.

Eine mögliche Ursache der beschriebenen Beschwerden sind die Verkalkungen der Herzkranzgefäße.

Verkalkungen der Herzkranzgefäße (Koronare Herzerkrankung)

Die koronare Herzerkrankung, also die relevante und verengende Verkalkung der Herzkranzgefäße, ist weltweit eine der führenden Todesursachen. Verschiedene Risikofaktoren (siehe Kapitel 4) können in allen Blutgefäßen Verkalkungen (*Sklerosierungen*) verursachen. Sie können sich das wie alte Rohre vorstellen, die durch Rost und eine Ansammlung von Schmutz, Laub und Müll immer weniger Wasser durchlassen und irgendwann komplett verstopfen können. In einem langsam voranschreitenden Prozess verbinden sich Blutfette und Fettsäuren mit geringen Mengen an Kalk sowie verschiedenen speziellen Proteinen und Bindegewebe und heften sich an die Innenwände der Gefäße. Die Arterien werden durch diese Ablagerungen verengt und verlieren durch die Verkalkungen außerdem an Elastizität. Bis zur Menopause sind Frauen durch das Östrogen besser geschützt. Außerdem ist der Kalkanteil in den Ablagerungen (»Plaques«) bei Frauen geringer als bei Männern, was schwere Verläufe von Herzerkrankungen, die auf solche Verengungen zurückgehen, unwahrscheinlicher macht.

Wenn die Gefäße so verengt sind, dass der Herzmuskel zu wenig durchblutet wird, klaffen Sauerstoff-Angebot und Sauerstoff-Bedarf im Herzen auseinander. Das Herz verbraucht also mehr Sauerstoff, als ihm über das Blut geliefert wird. Dieser Mangel führt zum oben geschilderten Engegefühl in der Brust, der *Angina pectoris*. Dieses Druckgefühl tritt bei Männern häufiger auf – und wurde lange als einzige relevante Beschwerde-Symptomatik für eine mögliche Verengung der Herzkranzgefäße betrachtet. Wegen der Bedrohlichkeit der Empfindung nehmen Männer das Symptom oft ernst genug, um zum Arzt zu gehen. (Sehr häufig werden sie auch motiviert und gedrängt durch die Partnerinnen.)

Die Anzeichen, die bei einer Frau auf eine Verengung der Herzkranzgefäße hindeuten, haben in der medizinischen Fachsprache bis heute eine entlarvende Bezeichnung: »atypische Symptome«. Dabei sind sie doch für Patientinnen eher typisch! Die Patientinnen berichten oft über Bauchschmerzen, eine generelle Schwäche, Übelkeit und Kieferschmerzen. Weil diese Symptome erstens unspezifischer sind als die *Angina pectoris* und die in den Oberarm ausstrahlenden Schmerzen und zweitens nicht so bekannt als Alarmzeichen, warten Frauen meistens länger ab, bevor sie sich in medizinische Behandlung begeben. Und auch Ärzte und Ärztinnen denken oft nicht sofort an eine Herzgefäß-Erkrankung. So verzögert sich bei Frauen häufig die korrekte Diagnose und damit die richtige Behandlung. Seltener als bei Männern werden EKGs oder andere Untersuchungsverfahren inklusive einer Herzkatheter-Untersuchung durchgeführt, um eine koronare Herzerkrankung feststellen oder ausschließen zu können.

Aus einer großen australischen Untersuchung von über 250 000 Patienten und Patientinnen, die sich mit einem *akuten Koronarsyndrom*, also Brustschmerz mit Verdacht auf eine kardiale Ursache, ärztlich vorstellten, kennen wir weitere geschlechtssensible Unterschiede: Frauen sind jünger (unter 50 Jahre; Männer eher über 50 Jahre alt), geben weniger Begleiterkrankungen an und schildern eine größere Anzahl und Breite an Symptomen. Weiterhin zeigte sich, dass bei Frauen seltener ein Transport ins Krankenhaus und eine Aufnahme in spezialisierte Brustschmerz-Abteilungen (sogenannte *Chest Pain Units* als Spezialeinheit in der Notaufnahme) erfolgte und seltener ein EKG geschrieben wurde. Bei Männern wurde häufiger eine *kardiale* Ursache angenommen (und auch diagnostiziert). Bei Frauen wurden die Symptome eher unterschätzt und nachlässig behandelt, obwohl es hier mehr Fälle mit Herzschwäche, Lungen*embolie* oder Rhythmusstörungen gab als bei Männern. Insgesamt war die Todesrate der Frauen niedriger. Hatten Frauen aber einen Herzinfarkt, mussten mehr von ihnen im weiteren Verlauf erneut stationär aufgenommen und behandelt werden.

Die Studie zeigte eindrucksvoll, dass Frauen schlechter behandelt werden als Männer und dadurch zu Schaden kommen können, weil bei ihnen seltener und häufig zu spät an schwere Herzerkrankungen gedacht wird und bis zur richtigen Behandlung überlebenswichtige Zeit verlorengeht. Das hat auch damit zu tun, dass Männer häufiger die Art von Herzinfarkt erleiden, die man sofort auf dem EKG erkennt. Frauen hingegen erleiden häufiger eine Form des Infarkts, die man nur durch eine Blutuntersuchung und eine Herzkatheter-Untersuchung erkennt. (Mehr zu den genannten Untersuchungsmethoden im Kapitel 5)

Was geschieht eigentlich bei einem »klassischen« Herzinfarkt? Stellen wir uns einen Bach vor, in dem ein glatter, großer Stein liegt. Er lenkt den Wasserstrom zwar ein wenig um, aber es kommt zu keiner wesentlichen Störung des Wasserdurchflusses. Wird der Stein jedoch zerschlagen, entstehen viele Kanten, an denen sich jetzt Äste, Blätter oder Müll anlagern können. Der Wasserstrom wird immer weiter eingeengt oder möglicherweise sogar ganz blockiert. Vor einem Herzinfarkt kommt es häufig zu einem Einriss einer Kalk-Plaque. Diese »Verletzung« der Gefäßwand wird von verschiedenen Botenstoffen erkannt, was die Blut*gerinnung* aktiviert, die eigentlich dafür sorgt, dass eine Blutung aus einer Wunde nach einer gewissen Zeit aufhört. Kommt es in einem geschlossenen Gefäß zur Gerinnung, bilden sich im Bereich der Plaque *Blutgerinnsel*, also zuerst kleine und dann größer werdende Verklumpungen. Das Gefäß wird immer enger – bis zum kompletten Verschluss des Herzkranzgefäßes. Die Unterbrechung des Blutflusses schneidet den vom betroffenen Gefäß versorgten Teil des Herzmuskels von der Sauerstoffversorgung ab, sodass er abstirbt. Auf diesen Infarkttyp durch Blutgerinnsel entfallen in der Altersgruppe »über 50« bei beiden Geschlechtern die meisten Infarkte. In der Gruppe »bis 50« hingegen verlaufen bei den Männern 57 Prozent der Infarkte so, während es bei Frauen nur 47 Prozent sind. Bei den Jüngeren sind also weniger als die Hälfte der weiblichen Infarkte »klassisch«.

Entsprechend häufiger sind bei Frauen andere Formen von Herzinfarkten. Ein Herzmuskel kann auch ohne relevante Verkalkung und Verengung der Herzkranzgefäße von der ausreichenden Blutversorgung abgeschnitten sein. Diese Variante liegt bei 6–8 Prozent aller Herzinfarkt-Diagnosen vor. Sie ist bei Frauen häufiger als bei Männern und trifft auch jüngere Menschen. Risikofaktoren wie Zuckerkrankheit, hoher Blutdruck oder erhöhte Blutfette spielen hier keine spezifische Rolle.

Bei Frauen unter 65 entsteht etwa jeder fünfte Herzinfarkt durch einen Riss in der Gefäßwand. Dieses Phänomen trifft Frauen häufiger als Männer. Durch den Riss an der Innenschicht der Gefäßwand »verirrt« sich Blut in eine Zwischenschicht zwischen der eigentlichen Blutbahn und der Außenwand und weitet diese »Sackgasse« immer mehr aus. Wenn immer mehr Blut in diese »Sackgasse« fließt und dort bleibt, kann diese so dick werden, dass sie die eigentliche Blutbahn zusammendrückt oder sogar komplett verschließt, sodass kein Blut mehr dort ankommt, wo es eigentlich hinsollte.

Warum Frauen öfter von diesen Gefäßeinrissen betroffen sind als Männer, ist noch nicht ganz verstanden. Es scheinen aber besonders drei Faktoren eine Rolle zu spielen: ein erhöhter Blutdruck, eine besondere Anfälligkeit der Gefäße durch die hormonellen Schwankungen im Rahmen des Monatszyklus und eine Art Bindegewebsschwäche, die *fibromuskuläre Dysplasie*, die besonders bei Frauen vorkommt und zu einem ungeordneten Umbau von Muskelzellen und Bindegewebe in den Gefäßwänden führt. In seltenen Fällen liegt auch eine angeborene und vererbte Schwäche des

Bindegewebes vor; sie tritt bei Männern und Frauen ungefähr gleich häufig auf.

Die internationalen Leitlinien für die Kardiologie empfehlen bei einem Infarkt durch Einriss in der Gefäßwand eine unverzügliche Herzkatheter-Untersuchung und eine optimale Einstellung des Blutdrucks, um Blutdruckentgleisungen nach oben zu vermeiden, die ein weiteres Einreißen begünstigen könnten. Es gibt verschiedene Typen von Herzinfarkten durch einen Gefäßeinriss. Manche behandelt man nur mit Medikamenten. In anderen Fällen muss die Engstelle beziehungsweise der Verschluss sofort, also während der Untersuchung, mit einem Stent geöffnet und gestützt werden. Diese Gefäßstütze können Sie sich wie eine Kugelschreiber-Feder vorstellen. In vielen Studien hat sich gezeigt, dass vor allem Frauen von diesem Vorgehen profitieren. Die schnelle Wiedereröffnung des zusammengedrückten Gefäßes vermindert die Sterberate messbar. Leider sieht die Realität jedoch anders aus – nicht nur in Deutschland, sondern weltweit: Die notwendige Herzkatheter-Untersuchung wird bei Frauen seltener gemacht als bei Männern; dasselbe gilt für das Einsetzen eines Stents. Interessanterweise erhalten Männer mit akuten Brustschmerzen oft sogar dann eine Herzkatheter-Untersuchung, wenn die Blutwerte gar keinen Hinweis auf einen Herzinfarkt liefern. In den Köpfen der Ärztinnen und Ärzte ist der Mann also immer noch deutlich mehr ein Risikofall, der besonders behandelt und beobachtet werden muss. Unterstützt wurde dieses Ungleichgewicht bisher durch ein international empfohlenes Risiko-Punkte-System, den »GRACE Score«, der anhand von acht einfachen Faktoren wie Alter, Herzfrequenz, Blutdruck und Symptomen die Überlebenswahrscheinlichkeit bei einer akuten Herzkrise wie dem *Akuten Koronarsyndrom* bewertet. Dieser Score wurde an einer überwiegend männlichen Patientengruppe entwickelt und getestet – er unterschätzt daher das Risiko für Frauen. Erst der kürzlich entwickelte GRACE Score 3.0 enthält auch geschlechtssensible Aspekte.

Also ist alles gut, wenn Frauen eine Herzkatheter-Untersuchung im Rahmen eines Herzinfarktes bekommen? Weit gefehlt. Es kommt bei ihnen deutlich häufiger zu Komplikationen wie Blutungen, Blutgerinnseln oder sogar erneuten Herzinfarkten. Das liegt natürlich nicht an den Frauen oder ihren Körpern, sondern am medizinischen Gerät. Die verwendeten Katheter und die Stents sind für Männerherzen entwickelt worden und für Frauenherzen häufig zu groß, woraus Schäden an den Gefäßen mit Blutungen entstehen können. Dies kann durch unerwünschte Reaktionen auf blutverdünnende Medikamente noch weiter verschlimmert werden, weil die häufig verwendete Einheitsdosis zwar für Männer passt, für Frauen aber eine Über- oder Unterdosierung bedeuten kann. Wir haben es also mit einer wesentlichen und systematischen Unterschätzung des individuellen Risikos bei Patientinnen zu tun.

In einer großen, zusammenfassenden Untersuchung (»Metastudie«) von verschiedenen Studien mit insgesamt über einer Million Patienten und Patientinnen zeigte sich, dass Frauen im ersten Jahr nach einem Herzkatheter-Eingriff ein höheres Risiko für ein weiteres schweres Herz-Kreislauf-Ereignis haben und der eingesetzte Stent häufiger als bei Männern nachbearbeitet oder durch einen weiteren Stent ergänzt werden muss. Und in den ersten beiden Jahren nach dem Eingriff haben sie eine höhere Sterberate als Männer.

Ich kann es nicht oft genug betonen: Bei der Behandlung von Frauen müssen viele spezielle Aspekte berücksichtigt werden, um eine sichere und optimale medizinische Versorgung garantieren zu können. Dazu gehört, dass Frauen im Schnitt älter sind, wenn sie eine behandlungsbedürftige koronare Herzerkrankung haben, sodass auch die Risikofaktoren wie Bluthochdruck und Zucker ein höheres Gewicht haben und stärker störend auf das Herz-Kreislauf-System wirken. Bisher nicht abschließend verstanden ist die Tatsache, dass Frauen nach einem Herzinfarkt und nach einer Versorgung eines verengten Herzkranzgefäßes mit einem Stent deutlich länger benötigen, damit sich die Lebensqualität und -freude wieder erhöhen. Der empfundene Stress und die Neigung zu Depressionen sind vor allem bei jungen Frauen nach einem Herzinfarkt höher als bei Männern im selben Alter. Interessanterweise bestehen diese Probleme auch für die Frauen, die sich »nur« als Partnerinnen betroffener Patientinnen oder Patienten mit diesem Thema beschäftigen müssen. In diesen Fällen sollte unbedingt die professionelle Hilfe durch Psychologinnen oder Psychiater in Anspruch genommen werden.

Als Therapie werden bei einer koronaren Herzerkrankung vor allem zwei Ansätze empfohlen. Zunächst sollte – sofern keine Allergie vorliegt – Aspirin/ASS eingenommen werden, das bereits in einer niedrigen Dosierung die Bildung von Blutgerinnseln durch ein Verklumpen von *Blutplättchen* verhindert. Man kann sich den Effekt so vorstellen, dass sich das dann dünnere Blut besser an den Engstellen der Gefäße vorbeischlängeln kann, sodass es nicht zu einem Stau oder sogar zu einem kompletten Verschluss des Gefäßes kommt. Muss ein *Stent* eingesetzt werden, ist für eine festgelegte Zeit von 6 Monaten (nach einem Herzinfarkt bis zu 12 Monate) zusätzlich ein zweites blutverdünnendes Medikament nötig.

Neben der Blutverdünnung ist auch die Cholesterin-Senkung entscheidend, für die meistens ein sogenanntes Statin verordnet wird. Denn das Absenken des LDL-*Cholesterins* (des »bösen« Cholesterins) bremst Verkalkungen in den Gefäßen.

Zur Linderung der Beschwerden einer *Angina pectoris* werden die im Kapitel 4b näher beschriebenen Nitrate oder Kalzium-Antagonisten eingesetzt, die die Gefäße erweitern und so eine bessere Durchblutung des Herzmuskels fördern. Auch Betablocker sind geeignet, weil sie die *Herzfrequenz* senken und dadurch das Herz beruhigen und den Sauerstoffverbrauch in den Herzzellen verringern: Weniger Arbeit benötigt weniger Energie und auch weniger Sauerstoff. Das Blut, das den Sauerstoff durch die verengten Gefäße nur in reduzierter Menge zum Herzmuskel transportieren kann, reicht dann doch aus, und die Beschwerden lassen nach.

Dank der Weiterentwicklungen der Medizin und der besseren Vorsorge und Aufklärung (*Prävention*) ist die Todesrate bei Herz-Kreislauf-Erkrankungen in den letzten Jahrzehnten vor allem bei älteren Menschen gesunken. Schaut man sich aber das Langzeit-Überleben an, haben Frauen vor allem im jüngeren und mittleren Alter eine höhere Sterbe- und Krankheitsrate als gleichaltrige Männer. Gerade in dieser Gruppe scheinen die bereits mehrfach beschriebenen Aspekte einer schlechteren medizinischen Behandlung von Frauen und der

Zeitverlust bis zur Diagnose und Krankenhaus-Einweisung eine relevante Rolle zu spielen. Wollen wir das wirklich weiter hinnehmen? Ich finde: Nein!

Ein Fall-Bericht aus dem Frauenherz-Zentrum: Ursula

Liebe Leserinnen und Leser,

als chronische Schmerzpatientin bin ich es gewohnt, dass Ärzte mich immer mit einem gewissen Unverständnis ansehen. Es gibt keine richtige Ursache der Beschwerden und als Therapie nur symptomatische Schmerzmittel, daher fühlten sich die Ärzte oft unwohl, wenn ich mich mal wieder Hilfe suchend an sie gewendet habe. Auch meine chronischen Erschöpfungszustände machen das nicht besser und passen gut zu dem Bild vieler Ärzte, dass mein Zustand vor allem psychisch bedingt ist.

Anfang 2022 war ich mir sicher, dass die Schmerzen plötzlich einen anderen Charakter bekommen hatten, aber natürlich war die Diagnose eines chronischen Schmerzsyndroms nicht förderlich, um meine Ärzte in eine andere Richtung denken zu lassen. Und eine weitere Diagnostik wollte mir keiner zugestehen. So verging viel Zeit mit einigen Arztbesuchen und immer wieder der Sorge, dass ich entweder mein Körpergefühl verloren habe oder doch noch etwas Schlimmeres auf mich warte.

Durch einen Zufall sah dann eine Freundin Ende des Jahres im Fernsehen einen Bericht über das Frauenherz-

Zentrum in Würselen, den ich mir daraufhin in der Mediathek besorgte. Beim Ansehen fühlte ich mich direkt angesprochen: Frauen mit Problemen, die über Jahre und Jahrzehnte nicht ernst genommen und als psychisch überlagert angesehen wurden – das kannte ich leider nur zu gut!

Das erste Gespräch in Würselen war bereits sehr befreiend, da hörte mir der Arzt zu, notierte die Diagnosen des Schmerz- und des Ermüdungs-Syndroms, ohne direkt den so bekannten abwertenden Gesichtsausdruck zu zeigen und ohne direkt alle Beschwerden darauf zu schieben. Wir besprachen einige Untersuchungen und im Verlauf auch eine Herzkatheter-Untersuchung. Hier zeigte sich eine schwere Verkalkung aller Herzgefäße, es gibt wohl drei davon; ein Befund, der mir keine Angst machte, weil ich mich dort im Krankenhaus sehr gut aufgehoben fühlte und glücklich war, dass mir endlich geholfen werden konnte. Was für ein Glück, dass diese Gefäßverkalkungen rechtzeitig gefunden und behandelt wurden! Die Ärzte erklärten mir, dass in den folgenden Monaten ein Herzinfarkt möglich gewesen wäre.

Es folgten weitere Untersuchungen der Lunge und der Halsgefäße und dann eine große Konferenz, bei der sich Herz-Chirurgen und die Ärzte des Frauenherz-Zentrums mit mir berieten und eine Bypass-Operation empfahlen. Inzwischen habe ich die Operation hinter mir, und mir geht es wieder richtig gut. Die Beschwerden, die mich fast ein Jahr begleitet und verunsichert haben, sind weg, und ich bin sehr glücklich, dass meine Freundin den Bericht gesehen hat und ich mich getraut habe, dort anzurufen. Und ich bin sehr dankbar, dass es Experten für Frauenherzen gibt, die hoffentlich noch vielen Frauen so gut helfen können wie mir.

Ihre dankbare Ursula

Eine weitere Ursache der oben beschriebenen Druck-Brustschmerzen kann auch eine Fehlregulation in einem anderen Bereich der Herzmuskel-Durchblutung sein.

Die kleinsten Herzkranzgefäße (Mikrozirkulation)

Das Herz hat viel zu tun. Es versorgt schließlich den gesamten Körper mit Sauerstoff. Für diese Leistung muss es selbst topfit sein, also optimal durchblutet. Die Durchblutung des Herzmuskels ist also essenziell für die ungestörte Herzfunktion und damit für das Leben. Sie geschieht durch ein zunächst grobes und dann immer feiner werdendes Netz aus Herzkranzgefäßen, das sich um das Herz legt. Wir wissen bereits: Aus der Hauptschlagader, der *Aorta*, kommen zwei Hauptgefäße, je eines links und rechts, die sich dann wie ein Baum vom Stamm bis in die kleinsten Äste verzweigen (siehe Abbildung 1 im Kapitel 1). Die Durchblutung des Herzmuskels durch diese kleinsten Endäste der Herzkranzgefäße nennen wir *Mikrozirkulation*, also sozusagen einen Kreislauf im Miniformat.

Die Weit- und Engstellung dieser Gefäße und damit die Menge Blut, die den Herzmuskel mit Sauerstoff für seine

Pumptätigkeit versorgt, ist fein abgestimmt. Wird mehr Blut im Herzen benötigt, werden die Gefäße weiter; in Ruhephasen werden sie enger. Das erledigen verschiedene Botenstoffe, die die Gefäßinnenwände ebenso beeinflussen wie die dünne Muskelschicht an der Außenseite der Gefäße. So schüttet der Körper je nach Situation und erforderlicher Herzmuskeldurchblutung zum Beispiel Stickstoffmonoxid, Histamin oder *Acetylcholin* aus, um die Weite der Gefäße zu verändern. Das komplexe Zusammenspiel dieser Substanzen bestimmt die *Flussreserve* der Herzkranzgefäße, also die Möglichkeit, die Durchblutung zu steigern.

Störungen der Mikrozirkulation kann man grob in zwei Gruppen aufteilen:

1.) Die Störung der Gefäßweitstellung. Wenn sich die kleinsten Herzkranzgefäße nicht maximal öffnen können, ist die Blutfluss-Reserve reduziert und die optimale Durchblutung des Herzmuskels gestört. Man spricht dann von einer »mikrovaskulären Fehlfunktion«. Die daraus folgenden Beschwerden nennen wir »mikrovaskuläre Angina« (siehe auch Kapitel 5d).

2.) Verkrampfungen der großen Herzkranzgefäße. Manchmal reagieren Gefäße zu stark auf die Botenstoffe, ziehen sich also zu eng zusammen und verkrampfen. Wir sprechen hier von *Spasmen* (Krämpfen) der Herzkranzgefäße. Die Beschwerden können unter Belastung, aber auch in Ruhephasen auftreten und werden dann als »*vaso-spastische-Angina*« bezeichnet.

Ein möglicher geschlechtsspezifischer Unterschied bei diesen Fehlregulationen der Mikrozirkulation wird derzeit noch diskutiert. Man weiß, dass ein Großteil der Frauen unter 60 Jahren mit Beschwerden in der Brust, die als *Angina pectoris* bezeichnet werden, keine relevanten Verkalkungen der Herzkranzgefäße hat. Bei Männern hingegen wird hier in der Mehrheit der Fälle eine signifikante Engstelle gefunden. Dabei ist aktuell aber noch nicht geklärt, ob die Mikrozirkulationsstörungen wirklich bei Frauen häufiger vorkommen oder ob bei Männern eine Kombination aus verkalkter Engstelle und einer Beeinträchtigung der kleinsten Durchblutung vorliegt.

Wenn Tests keine Auffälligkeiten bei der Mikrozirkulation zeigen, muss nach einer anderen Ursache der Beschwerden gesucht werden. Eine mögliche Erklärung wäre zum Beispiel eine Störung im orthopädischen Bereich, die durch Knochen, Muskel, Bänder oder Bandscheibenveränderungen die Probleme und Beschwerden der Patientinnen verursachen.

Bei einer krankhaften Gefäß-Engstellung der größeren Herzkranzgefäße (Spasmen) sollten durch eine Änderung des Lebensstils (Ernährung, Rauchen, Bewegung) Risikofaktoren für das Herz-Kreislauf-System vermindert werden. Zusätzlich können Medikamente wie *Kalzium-Antagonisten* (siehe Kapitel 4b) oder Nitrate eine Weitstellung der Gefäße unterstützen.

Auch bei einer krankhaften Gefäß*fehl*stellung der kleinsten Herzkranzgefäße sollte ein Verringern der Risikofaktoren und eine entsprechende Verbesserung der Lebensgewohnheiten inklusive Gewichtsreduktion angestrebt werden.

Zusätzlich wird eine Therapie mit einem Statin und einem Betablocker und dazu mit einem anderen blutdrucksenkenden Medikament, einem ACE-Hemmer, empfohlen (siehe Kapitel 6b).

Interessanterweise berichten viele von einer *Mikrozirkulationsstörung* betroffene Frauen, dass sie in früheren Jahren unter Migräne-Anfällen litten. Diese Erkrankung kommt bei Frauen drei- bis viermal so häufig vor wie bei Männern und ist vor allem mit einem wiederkehrenden und anfallartigen halbseitigen Kopfschmerz verbunden. Viele Patientinnen berichten auch von einer Lichtempfindlichkeit oder Übelkeit und Erbrechen während dieser Anfälle; in selteneren Fällen können auch motorische Störungen, also Probleme in der Bewegung auftreten. Als Ursache für eine Migräne werden verschiedene Hypothesen diskutiert, eine davon scheint neben einer entzündlichen Komponente und einer Übererregbarkeit verschiedener Gehirnbereiche auch eine gesteigerte Erweiterung der Gehirngefäße zu sein. Die Beschwerden werden häufig in Abhängigkeit des Monatszyklus erlebt und treten dann verstärkt in der zweiten Hälfte auf.

Eine dritte Erklärung für Schmerzen in der Brust ist seltener:

Das gebrochene Herz (Tako-Tsubo-Kardiomyopathie)

Ein eindrucksvolles Beispiel für eine geschlechtsspezifische Interaktion zwischen Gehirn und Herz ist das gebrochene

Herz, das vor allem bei Frauen nach den Wechseljahren und als Reaktion auf ein sehr starkes Stresserlebnis wie etwa den Tod eines geliebten Menschen auftreten kann. Charakteristisch für diese Erkrankung ist eine Störung im Zusammenziehen, also in der Auswurfphase des Herzmuskels (Systole): Die Spitze der linken Hauptkammer schafft keine Bewegung mehr, nur noch die unteren Teile der Kammer ziehen sich zusammen. (Achtung: In der Abbildung sind rechts und links sowie oben und unten »vertauscht«.) Die Herzkammer hat dann eine vasenartige Form, die an ein historisches japanisches Behältnis zum Fangen von Tintenfischen namens Tako Tsubo erinnert, was die japanischen Erstbeschreiber dieser Herzwand-Bewegungsstörung 1990 zur Namensgebung inspirierte (siehe Abbildung 5). Inzwischen ist bekannt, dass diese Form der eingeschränkten Bewegung der Herz-Spitze zwar mit bis zu 80 Prozent die weitaus häufigste ist, dass aber auch *Tako-Tsubo*-Herzschwächen in den mittleren Anteilen des Herzens oder noch seltener in den unteren Abschnitten oder sogar nur ganz regional in einzelnen Abschnitten der linken Herzkammer auftreten können. Auf jeden Fall ist die Pumpfunktion der linken Herz-Hauptkammer dadurch eingeschränkt – bei Frauen etwas weniger als bei Männern. Erfreulicherweise bilden sich fast alle Herzwand-Bewegungsstörungen vollständig zurück, innerhalb von wenigen Tagen bis zu drei Monaten ist mit einer kompletten Normalisierung der Herz-Pumpfunktion zu rechnen.

Prinzipiell können alle Geschlechter betroffen sein, aber alle Untersuchungen zeigen, dass bis zu 90 Prozent der Fälle Frauen nach den Wechseljahren mit einem mittleren Alter von 65 bis 70 betreffen. Ein Großteil der Patientinnen kommt

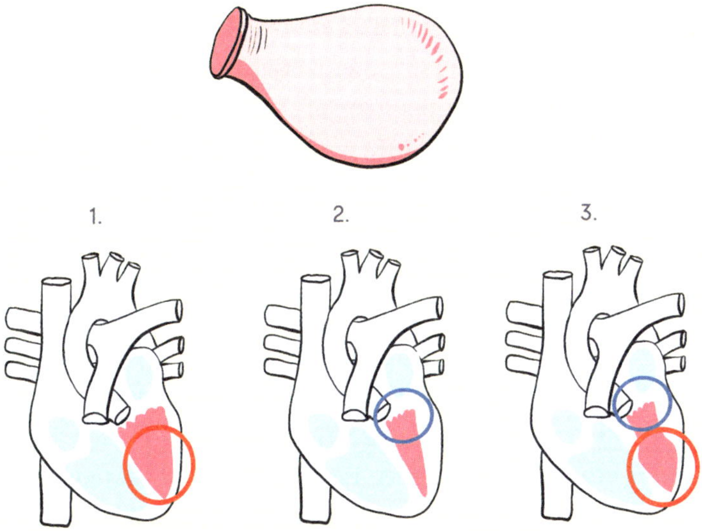

Normale Füll-Phase (Diastole) der rechten und linken Hauptkammern

Fokus auf die linke Hauptkammer (rot): In der Systole normales und gleichmäßiges Zusammenziehen aller Bereiche

Fokus auf die linke Hauptkammer (rot): Normales Zusammenziehen nur im vorderen Abschnitt, kaum Bewegung in dem hinteren Bereich, der Herzspitze

ABBILDUNG 5

Oben: eine japanische Tintenfisch-Falle (»Tako Tsubo«; Tako = Tintenfisch; Tsubo = Topf). Diese Töpfe wurden früher auf dem Meeresboden ausgelegt. Die Tintenfische konnten hineinschwimmen, kamen aber nicht mehr heraus.

Unten: 1: Die Hauptkammern füllen sich während der *Diastole* und sind prall gefüllt. **2:** In der *Systole*, der Auswurf-Phase, ziehen sich normalerweise alle Bereiche der Hauptkammern gleichmäßig zusammen **3:** Bei einer Tako-Tsubo-Herzschwäche ziehen sich nur noch wenige Teile des Herzmuskels zusammen (die blauen Kreise in 2 und 3 zeigen ein vergleichbares Zusammenziehen), die Abschnitte in der Herzspitze hingegen bewegen sich kaum. (Die roten Kreise in 3 zeigen weiterhin eine pralle Füllung wie in 1.) Die Form der linken Hauptkammer in 3 (rosarot dargestellt) erinnert an die Fang-Vase.

mit dem Verdacht auf einen akuten Herzinfarkt ins Krankenhaus, es liegen also entsprechende typische Beschwerden wie Beklemmungsgefühle bis hin zur Todesangst vor. Auch die Untersuchungen zeigen EKG-Veränderungen und angestiegene Herzwerte (zum Beispiel Troponin; siehe Kapitel 5b), wie sie typisch für Herzinfarkte sind. Wird daraufhin eine Herzkatheter-Untersuchung durchgeführt, finden sich aber keine relevanten Verkalkungen in den Herzkranzgefäßen, und im Herzultraschall kann das typische Bild einer Störung im Pumpverhalten der linken Hauptkammer, also eine Tako-Tsubo-Herzschwäche, dokumentiert werden.

Bei etwa 2 Prozent aller Personen, die wegen eines akuten Herz-Ereignisses ins Krankenhaus kommen, wird eine *Tako-Tsubo*-Herzschwäche gefunden. Betrachtet man nur die Frauen, sind es eher 8 bis 10 Prozent. In der Hälfte aller Fälle finden sich psychiatrische oder neurologische Grunderkrankungen, wobei Ersteres häufiger bei Frauen der Fall ist, Zweiteres eher bei Männern. In vier von fünf Fällen gab es direkt vor der Herzkrise eine akute, maximale Stress-Situation. Bei Männern ist es häufiger körperlicher Stress, bei Frauen überwiegen extreme emotionale Belastungen. Schaut man sich an, welche emotionalen Auslöser die Patientinnen und Patienten angeben, sind diese bei Frauen oft negativer Art, wie zum Beispiel ein Todesfall in der Familie oder dem nahen Umfeld oder eine schlimme Diagnose. Männer hingegen geben eher ein eigentlich positives Ereignis an wie zum Beispiel einen Lottogewinn oder den Aufstieg des Lieblingsvereins.

Im Volksmund wird die Erkrankung auch als »gebrochenes Herz« beschrieben: Ein Mensch erlebt einen schweren Schicksalsschlag und reagiert darauf unmittelbar körperlich mit einer massiven Herzkrise. Früher starben Menschen häufig daran. Es gibt zahlreiche Beispiele in der Literatur: Tristan stirbt, und Isolde bricht vor lauter Kummer tot über ihm zusammen. Die Mutter von König Artus stirbt, als sie vom Tod ihres geliebten Sohnes auf dem Schlachtfeld erfährt. Und auch Goethe lässt Marie am gebrochenen Herzen sterben, als sie vom erneuten Treuebruch Ihres Verlobten Clavigo erfährt.

Gerade im Anfangsstadium können gravierende Komplikationen wie lebensgefährliche Herzrhythmusstörungen bis zum Herzstillstand (vor allem in den ersten Tagen), Einschränkungen des Kreislaufes bis zum Schock, die Bildung von Blutgerinnseln mit *Embolien* sowie Störungen der Herzklappen und des Herzmuskels auch einen tödlichen Ausgang bewirken. Wasseransammlungen in der Lunge als Folge der geschwächten Herzfunktion mit dann erforderlicher künstlicher Beatmung treten häufiger bei Männern auf; alle anderen Komplikationen scheinen laut bisherigen Erkenntnissen bei allen Geschlechtern ungefähr gleich verteilt zu sein. Die Daten bezüglich der Todesrate sind recht vage; sie wird aktuell mit etwa 5 Prozent angegeben, wobei Männer aufgrund der häufiger vorliegenden Begleiterkrankungen eine höhere Sterberate aufweisen. Es wird aber auch immer wieder die Frage aufgeworfen, ob die Häufigkeit einer Tako-Tsubo-Herzschwäche und die Sterberate bei Männern nicht doch noch viel höher sein könnten, weil die Pump- und Bewegungs-Ausfälle der linken Herzkammer bei ihnen oft untypisch sind und weil Männer ihre Symptome so schildern, dass Fälle eher einer anderen Herzerkrankung zugeordnet werden.

Bei der Therapie steht die Behandlung der akuten Herzschwäche und die Verhinderung beziehungsweise die Behandlung der oben genannten möglichen Komplikationen im Vordergrund. Vor allem die ersten drei Tagen scheinen eine sehr kritische Zeit zu sein, daher wird für diesen Zeitraum die Überwachung der Patientinnen und Patienten auf einer Intensiv- beziehungsweise Überwachungsstation empfohlen, wo Herz und Blutwerte regelmäßig beobachtet werden. Bei einem Zusammenbruch des Herz-Kreislauf-Systems sollte der frühzeitige Einsatz mechanischer Unterstützungshilfen wie Herzpumpen diskutiert werden. Medikamentöse Therapien wie Blutverdünnung oder eine Herzstärkung sind eher individuell zu besprechen, da breite wissenschaftliche Untersuchungen hierzu bisher fehlen. Wichtig ist aber sicherlich, dass die betroffenen Patientinnen und Patienten im weiteren Verlauf engmaschig kardiologisch betreut werden.

Der Mechanismus, der zur Entstehung einer *Tako-Tsubo*-Herzschwäche führt, ist bislang noch nicht vollständig geklärt. Aktuell wird eine akute, durch Stress verursachte und überschießende Ausschüttung der Stresshormone Adrenalin und Noradrenalin angenommen. Im Akutstadium wurde bei diesen Hormonen schon das 30-Fache des Normalwerts im Blut gemessen. Über die *Rezeptoren*, also die Bindungsstellen, an denen die Stresshormone am Herzen andocken können, kommt es zu einer maximalen Aktivierung des Herzmuskels mit einer direkten Schädigung und einer Fehlfunktion der Mikrozirkulation, also der kleinsten Durchblutungseinheiten am Herzen. Als Folge versetzt sich das Herz selbst in einen schützenden »Winterschlaf«, die Pumpfunktion wird also heruntergefahren.

Auch hier haben wir wieder den geschlechtsspezifischen Effekt des Östrogens. Das weibliche Sexualhormon dämpft normalerweise die überschießende Reaktion der Rezeptoren auf die Stresshormone. Dieser Schutz entfällt bei Frauen durch den Mangel an Östrogen in und nach den Wechseljahren, sodass die *Rezeptoren* verstärkte Aktivität zeigen. Zusätzlich besteht in den Wechseljahren bereits eine altersbedingte Fehlfunktion der *Mikrozirkulation*. Beide Faktoren machen Frauen über fünfzig anfälliger für diese Form der Herzschwäche. Für Männer scheint das Rauchen ein Risikofaktor für die Entstehung einer stressinduzierten Herzschwäche zu sein. Bezüglich der anderen *kardialen* Risikofaktoren wie erhöhte Blutfette, hoher Blutdruck, familiäre Prägung, Übergewicht und Zuckererkrankung scheint es aber keine geschlechtsspezifischen Unterschiede zu geben.

Die betroffenen Patientinnen und Patienten sind nach einer Tako-Tsubo-Herzschwäche zwar einem größeren Risiko ausgesetzt und müssen entsprechend sorgfältig überwacht und behandelt werden, aber eine Wiederholung ist eher selten. Am ehesten droht sie bei Frauen unter fünfzig.

2b Aus dem Takt: Herzrasen und Herzstolpern

Viele haben schon mal erlebt, wie beängstigend sich ein zu schneller Herzschlag anfühlen kann – etwa, wenn man aus einem Albtraum hochschreckt. Man spürt eine innere Unruhe und »steht unter Strom«. Auch bei einem heftigen Erschrecken oder nach knapp überstandener Gefahr, etwa im Straßenverkehr, kann es sich anfühlen, als würde »die Brust vibrieren« oder »das Herz aus dem Hals springen«. Normalerweise liegt die Herzfrequenz bei Menschen, die sich gerade nicht körperlich anstrengen, zwischen 60 und 100 Schlägen pro Minute; das ist der sogenannte »Ruhepuls«. Je nach Trainingszustand und körperlicher Verfassung können diese Werte individuell aber auch stark abweichen. Unangenehm und medizinisch relevant wird ein schneller Herzschlag vor allem dann, wenn er in Ruhe und für den betroffenen Menschen scheinbar »aus dem Nichts« und ohne Ursache auftritt. Diese Episoden können Minuten bis Stunden dauern und gehen häufig mit Unwohlsein, Kreislaufproblemen und Panik einher.

Auch gelegentliche »Extraschläge« des Herzens kennt fast jeder Mensch. Treten diese »Hüpfer« außerhalb des normalen Rhythmus aber gehäuft auf, verunsichern sie viele Patientinnen und Patienten. Sie klagen dann sehr plastisch über ein »flatterndes oder blubberndes Gefühl in der Brust« oder über ihren Eindruck, dass »das Herz stolpern oder sich überschlagen« würde. Diese Beschwerden werden vor allem beim Liegen auf der linken Seite wahrgenommen und als sehr unangenehm empfunden.

Das *Vorhofflimmern* und andere Herzrhythmusstörungen

Wir wissen bereits: Je nach körperlicher oder emotionaler Belastung schlägt das Herz langsamer oder schneller, um immer ausreichend Blut durch den Körper zu pumpen. Und der Zyklus einer Füllungs- und einer Auswurf-Phase wird durch elektrische Impulse ausgelöst, die im rechten *Vorhof* (der rechten Vorkammer) des Herzens starten und sich gleichmäßig schnell im gesamten Herzen verteilen und so ein Zusammenziehen des Herzmuskels bewirken. Als Herzrhythmusstörung werden Änderungen im normalen Ablauf des Stromflusses über den Herzmuskel zusammengefasst. Das Herz kann dabei zu langsam, zu schnell oder unregelmäßig schlagen.

Wie eine Herzrhythmusstörung entsteht, lässt sich an einem Beispiel veranschaulichen. Wenn wir einen Stein ins Wasser werfen, bildet sich eine kleine Welle, die sich kreisförmig ausbreitet, zum Ufer läuft und sich dort abschwächt. Auf dem Weg wird sie immer langsamer. Wenn wir nun direkt nach dem ersten Stein weitere und größere werfen, können spätere Wellen die erste vor dem Ufer einholen. Dann stören die Wellen sich gegenseitig, indem sie sich entweder »verschlucken« oder sich zu einer höheren Welle aufschaukeln. Es kommt zu einer unruhigen »Brandung«.

Übertragen auf das Herz bedeutet das also im schlimmsten Fall ein unkoordiniert und viel zu schnell schlagendes Herz, das den Kreislauf im Körper nur noch eingeschränkt oder gar nicht mehr aufrechterhalten kann. Natürlich kann eine solche Störung auch bei einem Mann auftreten. Aber seit es endlich geschlechtsspezifische Studien zur Herzgesundheit gibt, verdichten sich die Hinweise, dass Männer durch das eher männliche Testosteron-Hormon deutlich besser vor Rhythmusstörungen geschützt sind als Frauen. Auch auf die biochemischen Hintergründe dieser geschlechtsspezifischen Ungleichheit gibt es inzwischen Hinweise: Offenbar beeinflussen die eher weiblichen Hormone Östrogen und Progesteron den Kalzium-Haushalt des Körpers negativ. Und Kalzium wird für die elektrischen Impulse im Herzen gebraucht – so wie für alle Aktivierungs- und Erholungsvorgänge in den Zellen der Nerven- und Strombahnen.

Das Risiko für Rhythmusstörungen steigt, wenn Frauen spezielle Nahrungsmittel wie Energy Drinks oder auch bestimmte Säfte wie Grapefruit, Bitterorange oder Rhabarber zu sich nehmen. Aber auch manche Antibiotika oder bestimmte Medikamente gegen psychische Erkrankungen können die Zeitintervalle der Strom-Leitungsbahnen verlängern. Und paradoxerweise können sogar bestimmte Herzmedikamente den Herzrhythmus stören. Zu beachten ist hier, dass viele Substanzen bei Frauen stärker wirken und langsamer abgebaut und ausgeschieden werden (siehe Kapitel 6).

Trinkt also eine Frau viel bittere Säfte oder Energy Drinks und nimmt gleichzeitig bestimmte Medikamente, verlangsamt sich manchmal der Fluss des elektrischen Stroms am Herzen in gefährlichem Ausmaß. Es kann – wie im Bild der Wellen am Ufer – zu Überlagerungen kommen, was kritisches Herzrasen auslösen kann. Steigt die Herzfrequenz während Sport oder Stress zum Beispiel auf 150 Aktionen (»Schläge«) pro Minute, können der Blutdruck und die Durchblutung des Körpers noch ausreichend erhöht und der Kreislauf stabil gehalten werden. Steigt der Puls aber – zum Beispiel durch die oben beschriebene Änderung des elektrischen Stroms – auf 250 oder 300 oder mehr Schläge pro Minute, muss sich das Herz so schnell zusammenziehen, dass es kaum noch effektiv arbeitet. Die Folge wäre eine Art Herzstillstand, wobei das

Herz nicht wirklich stillstünde, sondern eher wie ein Sportler agierte, der sich mit rasenden Trippelschritten auf der Stelle bewegt: Das Herz schlägt zwar rasend schnell, es kommt aber zu keinem Auswurf von Blut mehr. Die Folge ist der Zusammenbruch des Kreislaufs.

Diese gefährliche Situation können Sie sich vielleicht besser vorstellen, wenn Sie an einen Blasebalg denken, mit dem Sie eine Luftmatratze aufblasen. Wenn Sie ihn 60-mal pro Minute drücken, haben Sie eine Sekunde pro Aktion Zeit und können den Balg tief eindrücken. In der Entspannungsphase (in der sich der Blasebalg wieder ausdehnt) kann das Gerät eine große Menge Luft einziehen, die bei der nächsten Aktion wieder herausgepresst wird. Die Luftmatratze kann sich so schnell füllen. Setzen Sie den Blasebalg aber durch hektisches Pumpen 300-mal pro Minute ein, haben Sie und der Balg nur ein Fünftel der Zeit. Sie können den Balg nur noch oberflächlich eindrücken. Das Resultat ist eine nur oberflächliche Entspannungsphase mit nur noch geringer Luftmenge, die eingesogen und später herausgepumpt wird. Die Matratze kann sich kaum füllen, obwohl Sie sich völlig verausgaben. So geht es auch einem Herzen, das außer Kontrolle geraten ist: Es schlägt viel zu schnell und kann den Körper nicht mehr mit Blut versorgen.

Auch bei gesunden Menschen ist der Puls nie ganz gleichmäßig. Immer wieder mal kann es zu Extraschlägen, sogenannten *Extrasystolen*, kommen, die meistens keinen Krankheitswert haben, die betroffene Person aber deutlich verunsichern können. Frauen berichten relativ häufig über eine Zunahme dieser Extraschläge während der zweiten Hälfte des Menstruationszyklus. Wichtig ist in diesen Fällen eine Klärung des Herkunftsorts – kommen sie aus den Hauptkammern oder den Vorkammern? – und der Häufigkeit des Auftretens. Durch eine EKG-Aufzeichnung über einen ganzen Tag kann die genaue Anzahl der Extraschläge innerhalb von 24 Stunden aufgezeichnet und bestimmt werden. Neben einer herzberuhigenden Therapie zum Beispiel mit einem Betablocker kann bei hohem Leidensdruck und einem Anteil der Extraschläge von mehr als 10 Prozent bezogen auf alle Schläge eines Tages auch eine Verödungstherapie (*Ablation*) diskutiert werden. Genaueres hierzu weiter unten in diesem Abschnitt.

Bezogen auf die Auswertung des EKGs (siehe Abbildung 7 im Kapitel 5a) sollten einige geschlechtsspezifische Unterschiede beachtet werden. So besteht bei Frauen, deren Herz ja stets etwas schneller schlägt, auch in Ruhe eine kürzere Erholungszeit des *AV-Knotens*, der als »Umschaltstation« den Strom zwischen den Vorkammern und der linken und rechten Hälfte des Herzens steuert. Zusätzlich dauert es bei Frauen länger, bis die beiden Hauptkammern des Herzens durch den oben beschriebenen sich ausbreitenden Strom aktiviert werden. Diese beiden Unterschiede erklären, warum relevante Herzrhythmusstörungen bei Frauen mit einer höheren Wahrscheinlichkeit auftreten. So sind Frauen häufiger von einer problematischen *Tachykardie* betroffen, einem zu hohen Ruhepuls von über 100 Schlägen pro Minute. (Streng genommen nennen wir jeden Puls über 100 »Tachykardie«, auch wenn er völlig normal ist, weil man gerade zum Bus rennt; aber ein Thema wird es natürlich nur, wenn das Herz ohne offensichtlichen Grund zu schnell schlägt.) Eigentlich hemmt der AV-Knoten als Umschalt- und Brems-Einheit eine zu frühe erneute Weiterleitung von Strom. Der elektrische Impuls fließt somit im Normalfall nur einmal über diesen Knoten und läuft dann in den äußersten Bereichen der Hauptkammern aus, bevor der nächste Stromimpuls erneut und geordnet über das ganze Herz läuft. Durch die kürzere Erholungszeit bei Frauen ermöglicht der Knoten dem Strom aber – zum Beispiel bei niedrigem Östrogenspiegel – in immer kürzeren Abständen neue Passagen, was dann zu Herzrasen-Attacken führen kann. Obwohl Frauen durch diese Tachykardien stärker beeinträchtigt sind und mehr unter den Symptomen leiden als Männer, wird die Diagnose bei Frauen häufig später gestellt. Immer noch viel zu oft werden die Beschwerden als »typisch weibliche« emotionale Entgleisungen und als Hysterie oder Panikattacke fehlgedeutet.

Die Patientinnen beschreiben ein plötzlich und anfallartig auftretendes Herzrasen, das Minuten bis Stunden dauern kann. Die Rückkehr zum normalen Rhythmus geschieht dann genauso schlagartig. Der Anfall hinterlässt die Patientinnen erschöpft und verängstigt. Die Therapie kann neben einer speziellen Medikation auch eine *Ablation* sein, durch die mittels einer speziellen Herzkatheter-Untersuchung bestimmte Bereiche des Herzens verödet werden. (Mal wieder Fachsprache der Medizin: Wenn wir »Herzkatheter-*Untersuchung*« sagen, meinen wir nicht nur eine Diagnose, sondern auch die Behandlung, die im Zuge dieser Untersuchung direkt gemacht wird, wie zum Beispiel das Einsetzen eines Stents zum Weiten des Blutgefäßes oder eben eine Ablation.) Frauen wird die Ablation viel zu oft erst spät und erst nach längeren, belastenden medikamentösen Behandlungen mit entsprechenden Nebenwirkungen angeboten.

Die häufigste Rhythmusstörung ist das *Vorhofflimmern.* Dabei »vibriert« die Vorkammer des Herzens mit einer Frequenz von mindestens 350 Schlägen pro Minute. Die Hauptkammer kann dabei normal, aber auch zu langsam oder zu schnell arbeiten. Die möglichen Ursachen sind breit gestreut. So kann Vorhofflimmern zum Beispiel durch verschiedene Infektionen, eine Störung der Elektrolyte, also der Blutsalze, eine Minderversorgung des Herzens mit Blut durch eine koronare Herzerkrankung oder eine Schilddrüsenüberfunktion entstehen. Zusätzlich besteht ein Zusammenhang mit Übergewicht: Je höher das Gewicht, desto größer ist das Risiko, ein Vorhofflimmern zu entwickeln.

Das Herz wird durch das Vorhofflimmern stark beansprucht, da es im Vorhof plötzlich so viel mehr Arbeit zu verrichten hat. Dies kann zu einer Herzschwäche führen, wie ich sie im nächsten Abschnitt erörtere. Zusätzlich können sich in bestimmten Bereichen der Vorkammer *Blutgerinnsel* bilden, vor allem in einer Aussackung, dem sogenannten Ohr der Vorkammer (*Vorhof*ohr). Da das Blut dort bei einer Rhythmusstörung besonders langsam fließt, kann es gerinnen und verklumpen. Man kann dieses Geschehen mit einem kleinen Innenhof vergleichen, in dem viel Laub auf dem Boden liegt. Schickt man eine Gruppe kleiner Kinder in diesen Hof, die wild tobend das Laub durcheinanderwirbeln, werden die Blätter sich in den Ecken sammeln. So passiert es auch mit dem Blut in der flimmernden, wild durcheinander arbeitenden Vorkammer: Es setzt sich in den ruhigen Zonen des Herzens, in den Bereichen des Vorhofohrs ab. Wenn sich diese *Gerinnsel* lösen, können sie mit dem arteriellen Blut aus dem Herzen ins Gehirn »wandern«, dort ein Gefäß verschließen und so einen Schlaganfall auslösen. Wichtig ist bei dieser Erkrankung daher vor allem eine ausreichende Blutverdünnung, die früher nur mit dem Medikament Marcumar möglich war. Mittlerweile gibt es aber eine neue Therapie-Option zum Hemmen von Blutgerinnseln, die deutlich einfacher zu handhaben ist. Diese Therapie zeigt in großen Studien eine vergleichbare Reduktion der Schlaganfall-Häufigkeit bei allen Geschlechtern. Bei den Nebenwirkungen, also (unerwünschten) Blutungen aufgrund der (gewünschten) Verdünnung des Bluts, gibt es aber Unterschiede. So haben Frauen zum Beispiel häufiger Magen-Darm-Blutungen, aber seltener Gehirn-Blutungen als Männer. Mehr hierzu im Kapitel 6.

Um das individuelle Risiko für die Bildung von *Blutgerinnseln* und die Gefahr eines Schlaganfalls abzuschätzen, gibt es das Punktesystem CHADsVasc. Jeder Buchstabe des englischsprachigen Systems steht für einen Risikofaktor – je höher die Zahl der (Minus-)Punkte, desto höher das Risiko.

C: *congestive heart failure*, also eine Herzschwäche (1 Punkt)
H: *hypertension*, also ein erhöhter Blutdruck (1 Punkt)
A: age, also mindestens 75 Jahre (2 Punkte)
D: *diabetes*, also die Zuckererkrankung (1 Punkt)
S: *stroke*, also ein Schlaganfall in der Vorgeschichte (2 Punkte)
V: *vascular*, also eine Gefäßerkrankung wie eine koronare Herzerkrankung (1 Punkt)
A: age, noch mal das Alter, dieses Mal zwischen 65 und 74 Jahren (1 Punkt)
S: sex, weibliches Geschlecht (1 Punkt)

Bemerkenswert ist, dass bereits das weibliche Geschlecht an sich ein Risikofaktor ist. Allerdings wird dieser Effekt faktisch wieder aufgehoben, weil bei Frauen erst ab einem Punktwert ab 2 eine Behandlung mit Blutverdünner dringend empfohlen wird, bei Männern hingegen bereits ab 1 Punkt. Laut verschiedenen Untersuchungen besteht bei einem CHADsVasc-Score von 4 ohne Blutverdünnung ein etwa 4-prozentiges Risiko für einen Schlaganfall binnen eines Jahres, bei einem Punktewert von 6 steigt das Risiko auf 10 Prozent und bei einem Score von 9 sogar auf 15 Prozent. Frauen, die durch *Vorhofflimmern* einen Schlaganfall erleiden, sind übrigens deutlich häufiger langfristig durch die Folgen wie zum Beispiel Lähmungen eingeschränkt.

Neben der so wichtigen Blutverdünnung gibt es zur Behandlung des Vorhofflimmerns zwei grundsätzliche Therapieansätze:

In bestimmten Fällen genügt es, das Vorhofflimmern zu akzeptieren und sich »nur« auf die Kontrolle der Herzfrequenz zu konzentrieren, also darauf zu achten, dass das Herz im Rahmen dieser Rhythmusstörungen nicht zu schnell wird. Dies erreicht man unter anderem durch Betablocker oder *Kalzium-Antagonisten* (siehe Kapitel 4b).

Der andere Weg strebt eine Rhythmisierung an, also eine Wiederherstellung des normalen Rhythmus des Herzens, der als Sinusrhythmus bezeichnet wird. Dies wird zunächst durch eine Elektroschock-Therapie (siehe weiter unten) und im weiteren Verlauf durch eine Verödungstherapie (*Ablation*) oder durch spezielle, auf die Vorerkrankungen der Patientinnen abgestimmte Medikamente erreicht.

Vorhofflimmern tritt bei Männern fast doppelt so häufig auf, aber da Frauen in der Regel länger leben, ist die absolute Zahl der Patientinnen mit Vorhofflimmern höher. Dennoch wird das Vorhofflimmern bei Frauen im Schnitt später diagnostiziert und behandelt, und sie werden auch seltener zu spezialisierten Ärztinnen oder Ärzten geschickt. In unserem Frauenherz-Zentrum stellen sich viele Frauen vor, die seit Jahren von Praxis zu Praxis laufen und ihre Beschwerden schildern. Vermutlich auch, weil diese oft eher unspezifisch sind, wurde nicht an das Herz und speziell an Vorhofflimmern gedacht. Das ist für die betroffenen Frauen schlimm – vor allem, weil sie im Vergleich zu Männern die Beschwerden stärker wahrnehmen und mehr unter dem Herzrasen und den Herzstolper-Attacken und unter der dadurch hervorgerufenen Einschränkung der Lebensqualität leiden. Insgesamt ist somit der Krankheitswert und erschreckenderweise auch die Todesrate durch diese Rhythmusstörung bei Frauen höher.

Wenn das EKG bei einer Patientin oder einem Patienten ein Vorhofflimmern zeigt, versucht man meistens, den normalen Rhythmus wiederherzustellen. Dazu schaut man zunächst mit einer Ultraschall-Sonde, die ähnlich wie bei einer Magenspiegelung über die Speiseröhre bis ans Herz gebracht wird, nach Blutgerinnseln in der linken Vorkammer beziehungsweise im *Vorhof*ohr. Dafür ist diese Schluckschall-Untersuchung besser geeignet als der normale Herzultraschall von außen, weil von außen die Sicht auf das Herz und vor allem auf den kleinen Bereich des Vorhofohres durch das Gewebe der weiblichen Brust, die Rippen oder die Lunge beeinträchtigt wird. Unter einer kurzen Narkose kann direkt im

Anschluss von außen über zwei Elektroden-Patches ein Elektroschock gesetzt werden, der das Herz durch das Übermaß an Strom für eine Sekunde anhält, damit es das Vorhofflimmern beenden und wieder den normalen Rhythmus etablieren kann. Ungerechterweise wird dies Frauen seltener angeboten als Männern – für mich unbegreiflich. Und auch die Verödungs-Therapie mittels *Ablation* erhalten Frauen seltener – und das, obwohl die internationalen Leitlinien wegen der häufig auftretenden Nebenwirkungen der Medikamente empfehlen, diesen Eingriff vor allem bei Frauen frühzeitig in Betracht zu ziehen. Auch hier bleibt man kopfschüttelnd und ratlos zurück: Warum werden Frauen in so vielen Bereichen der Medizin benachteiligt?

Bei einer Verödungstherapie, einer *Ablation*, geht man mit verschiedenen Kathetern durch die Leiste in das (je nach vorliegender Rhythmusstörung) linke oder rechte Herz, um mittels aufwendiger Abtastung der Innenwände und einer permanenten Kontrolle der EKG-Aufzeichnungen die Stellen der fehlerhaften Stromentwicklung zu identifizieren. Dann werden bewusst Herzmuskelzellen zerstört und Narben gesetzt. Dies geschieht durch die Katheter, indem Kälte (bis zu –60 °C), Wärme (bis zu 65 °C) oder elektrische Impulse an die betreffende Stelle geleitet werden. Durch die so entstehenden Narben werden Barrieren geschaffen, die verhindern, dass sich die störenden Stromflüsse über das ganz Herz ausbreiten. Der Herzmuskel kann dann wieder im guten und normalen Rhythmus arbeiten. Sie können sich das wie einen Deich vorstellen: Die Nordsee kann sehr wild sein, aber hinter dem Damm kann dennoch ein ruhiges Leben ablaufen. Die Erfolgsquote dieser Verödung hängt von der Art des

Vorhofflimmerns ab und liegt im Durchschnitt bei 70 bis 80 Prozent.

Frauen sind bei einer Ablation im Durchschnitt älter und haben häufiger Komplikationen wie etwa Blutungen in der Leiste und Verletzungen des Herzens. Das Vorhofflimmern hat außerdem häufig bereits ungünstige Veränderungen in der Vorkammer ausgelöst, die bei Frauen ausgeprägter sind.

Deutlich seltener liegt die Ursache einer Rhythmusstörung in den Hauptkammern. Wenn doch, ist häufig die Struktur des Herzmuskels verändert. Diese Veränderung ist angeboren oder hat sich nach einer Entzündung oder nach einem Herzinfarkt gebildet. Die Häufigkeit ist bei allen Geschlechtern gleich; die Behandlungsoptionen sind meistens dieselben wie beim Vorhofflimmern.

Brief einer Patientin aus dem Frauenherz-Zentrum: Monika

Liebe Leserinnen und Leser,

ich verdanke dem Team im Frauenherz-Zentrum mein Leben, daher bin ich sehr dankbar, dass ich hier meine Geschichte erzählen kann. Mein Name ist Monika, und ich bin 77 Jahre jung :)

Ich litt seit sehr vielen Jahren unter Beklemmungsgefühlen in der Brust. Ich habe gelernt, damit zu leben, aber immer wieder habe ich gemerkt, wie in diesen Situationen Panik und regelrechte Todesangst aufsteigt. Mein Körper war dann in kompletter Unruhe, das Herz stolperte wie wild, und ich bekam schlecht Luft. Ich war bei sehr vielen Ärzten, alle beruhigten mich, dass sie nichts finden würden, aber die Probleme waren ja nicht erfunden. Oder doch?

Ich bin seit langem in psychologischer Therapie, um besser mit diesen Beschwerden umzugehen. Da ich keine wesentlichen Fortschritte machte, wurde mir Anfang 2021 empfohlen, Psychopharmaka einzunehmen. Seitdem lief ich wie »auf Watte« durch den Alltag. Ich wurde zwar gelassener, aber die unschönen Gefühle in der Brust und die Unsicherheit blieben.

Nach einigen Monaten wurde das Herz immer unruhiger und schneller, phasenweise war mir ganz schwindelig, weil der Puls so raste. Durch Zufall habe ich von den Frauen-Herz-Experten erfahren und stellte mich dort vor. In einem EKG über mehrere Tage wurde dort eine gefährliche Veränderung festgestellt, die durch die Medikamente für meine Psyche hervorgerufen wird. Wenn ich es richtig verstanden habe, hatte sich eine Zeit im EKG so verlängert, dass das Herz lebensgefährliche Rhythmusstörungen zeigte. Die entsprechenden Medikamente wurden sofort abgesetzt. Die Ärzte erklärten mir, dass meine Beschwerden typisch für eine Unterversorgung des Herzens in den kleinsten Gebieten sei, und empfahlen weitere Untersuchungen.

Ich bin sehr froh, dass ich mich darauf eingelassen habe, denn tatsächlich wurde eine fehlerhafte Regulierung der Durchblutung gefunden. Ich nehme seit Monaten neue Medikamente und fühle mich wie neugeboren.

Ich denke sehr oft an die vergangenen, für mich so belastenden Jahre und warte immer wieder darauf, dass die Beschwerden zurückkommen, aber das passiert bisher zum Glück nicht! Panik verspüre ich nur noch dann, wenn ich mir überlege, was passiert wäre, wenn ich einfach so weitergemacht hätte.

Liebe Leserinnen und Leser, ich wünsche Ihnen Ärztinnen und Ärzte, die wirklich zuhören und mit Einsatzfreude und Engagement Ihre Probleme ernst nehmen und zu der richtigen Diagnose und richtigen Therapie führen. Ich fürchte aber, dass gerade wir Frauen uns viel zu schnell mit einer psychologischen Erklärung unserer Beschwerden zufriedengeben. Lassen Sie das nicht zu!

Es grüßt Sie herzlich: Monika

2c »Mehr als drei Stufen schaff ich nicht.« Schnell aus der Puste und schlapp ohne Ende

Luftknappheit oder -not ist das furchtbare Gefühl, nicht ausreichend Luft zu bekommen und »gleich zu ersticken«, auch wenn mehr und schneller geatmet wird. In vielen Fällen liegt eine Lungenerkrankung vor, und gerade Raucher mit einer chronischen Verengung der Lungenwege, einer chronischen Bronchitis, kennen diese Beschwerden nur zu gut. Aber vielen Menschen ist nicht bewusst, dass auch Probleme am Herzen eine Rolle spielen können.

Schlappheit, also körperliche Schwäche, ist ein sehr ungenaues Symptom. Die Gründe können harmlos sein, wie zu wenig gegessen oder getrunken zu haben, es kann auch eine Infektion vorliegen – aber auch gravierende Dinge wie eine Krebserkrankung oder eben eine Herzschwäche. Eine anhaltende Beeinträchtigung der körperlichen Aktivität sollte daher immer mit Ärzten oder Ärztinnen besprochen und weiter untersucht werden.

Herzschwäche (Herzinsuffizienz)

Von einer Herzschwäche sprechen wir in der Medizin, wenn die Normalwerte der *Auswurffraktion* der linken Hauptkammer des Herzens unterschritten werden. Im Kapitel 1 habe ich erklärt, was dieser merkwürdige Begriff bedeutet: Die Auswurffraktion gibt an, wie viel Prozent des Bluts, das sich in der linken Hauptkammer befindet, bei einer Pumpaktion (Systole) herausgepumpt wird. Der Normalwert liegt bei gesunden Menschen zwischen 52 und 74 Prozent, wobei Frauen einen höheren Wert aufweisen als Männer. Das heißt, die Hälfte bis drei Viertel des Bluts wird jeweils auf die Reise durch den Körper geschickt, um ihn mit sauerstoffreichem Blut zu versorgen.

Wir kennen verschiedene Arten der Herzschwäche:

- Die **ischämische Herzschwäche.** Als *Ischämie* wird die Unterversorgung des Herzens mit Blut bezeichnet. Die Herzarbeit ist also durch eine Minderdurchblutung des

Herzmuskels gestört. Ursache ist meist eine schwere Verkalkung der Herzkranzgefäße oder ein vorausgegangener Herzinfarkt.

- Die **dilatative Herzschwäche.** *Dilatation* bedeutet »Erweiterung«. Durch angeborene, toxische (also durch eine Vergiftung hervorgerufene) oder entzündliche Veränderungen sind die Herzkammern krankhaft vergrößert.
- Die **hypertrophe Herzschwäche.** *Hypertrophie* bedeutet »Übergröße«. Es geht um die überschießende Verdickung der Herzmuskelwände, die häufig angeboren ist, aber auch durch einen langjährig erhöhten Blutdruck entstehen kann.

Bei der schweren Form mit einer Auswurffraktion von unter 40 Prozent sind ein Viertel der Betroffenen Frauen. Menschen mit einer Herzschwäche klagen vor allem über Luftknappheit und über eine deutliche Reduktion der Belastbarkeit. Für die Luftnot sorgen neben der geschwächten Pumpfunktion des Herzens oft auch Wassereinlagerungen (*Ödeme*) im ganzen Körper, die besonders die Unterschenkel und Füße sowie die Lunge betreffen. Durch die Schwäche ist das Herz nicht mehr in der Lage, das Blut ausreichend aus dem Körper in die Lunge beziehungsweise in den Körper zu pumpen. Es kommt zu einem Rückstau in den *Venen.* Der Druckanstieg bewirkt, dass Flüssigkeit aus dem Blut ins umliegende Gewebe gepresst wird und die Wassereinlagerungen entstehen.

Die Therapie verfolgt vor allem zwei Ziele: Zum einen lindert man die Symptome der prallen, wassergefüllten Beine und der Luftknappheit, indem man das Wasser aus dem Körper (und damit auch aus der Lunge) entfernt. Dies geschieht mit Wasser-Medikamenten (Diuretika, siehe Kapitel 4b), die zum Beginn der Therapie oft hochdosiert direkt über die Vene gegeben werden müssen und eine gesteigerte Ausscheidung des Wassers über die Niere bewirken.

Der andere Pfeiler der Therapie bezieht sich auf eine Stärkung des Herzens. Das wird gemäß internationalen Empfehlungen heutzutage durch vier große Medikamentengruppen erreicht, von denen große wissenschaftliche Studien gezeigt haben, dass sie nicht nur die Lebensqualität verbessern, sondern auch das Risiko für erneute Krankenhausaufenthalte und für einen tödlichen Ausgang deutlich reduzieren. Neben den Betablockern und den ACE-Hemmern/Sartanen (siehe Kapitel 4b) sind das Aldosteron-Antagonisten und SGLT-2-Hemmer. Die Ersteren hemmen (*antagonisieren*) die Wirkung des Hormons Aldosteron, das Wassereinlagerungen und ungünstige Veränderungen der Herzmuskel-Struktur begünstigt.

Das zweite Präparat wurde eigentlich zur Behandlung der Zuckerkrankheit entwickelt. In Studien sah man dann überraschenderweise eine deutliche Verbesserung der Herz- und der Nieren-Leistung. In großen Studien an nicht zuckerkranken Personen konnte dieses tolle Ergebnis bestätigt werden. Seitdem sind diese Medikamente, die eigentlich den Blutzucker durch eine Ausscheidung von Zucker über die Nieren senken sollen, wegen der zusätzlichen Wasserausscheidung und weiterer positiver Effekte ein wichtiger Baustein in der Behandlung von Herz- und auch Nierenschwäche.

Weil Frauen im Normalfall eine höhere Auswurffraktion haben als Männer, werden die Grenzwerte, die für verschiedene Schweregrade einer Herzschwäche definiert wurden, später unterschritten. Im Klartext: Nur weil die Grenzwerte nicht geschlechtssensibel festgelegt worden sind, wird bei Frauen später diagnostiziert und therapiert, weshalb ihr Leidensweg oft länger ist.

Ein rechnerisches, fiktives Beispiel macht das verständlicher: Nehmen wir eine gesunde Frau mit einer Auswurffraktion von 60 Prozent und einen gesunden Mann mit einer Fraktion von 55 Prozent. Beide entwickeln eine Herzschwäche und verlieren pro Woche 1 Prozent der Auswurf-Fähigkeit. Der Mann zeigt nach 6 Wochen eine Fraktion von 49 Prozent und ist damit unterhalb der Grenze von 50, ab der man von einer »Herzschwäche mit moderat reduzierter Pumpfunktion« spricht. Dieser Patient wird also nach 6 Wochen als krank diagnostiziert und entsprechend behandelt. Die Frau, die in diesem Gedankenspiel mit einer höheren Auswurffraktion von 60 Prozent startet, »benötigt« 11 Wochen, bis sie den Grenzwert von 50 unterschreitet. In dieser Zeit ist sie bereits krank und klagt über Symptome, sie wird aber noch nicht als herzschwach mit »moderat reduzierter Pumpfunktion« anerkannt.

Zahlreiche Studien zeigen, dass bei Männern tatsächlich zu einem früheren Zeitpunkt und bei geringeren Beschwerden eine Herzschwäche diagnostiziert und behandelt wird. Zum Zeitpunkt der Diagnose haben nur etwa 16 Prozent der Männer Symptome wie Luftknappheit (und dies im Mittel auch nur mit dem Schweregrad 1 von 4), während es bei Frauen schon 26 Prozent sind (zudem im Schnitt mit dem Schweregrad 2).

Das verspätete Erkennen einer Erkrankung trifft Frauen

auch bei der *Hypertrophie*, der krankhaften Muskelstärke des Herzens, häufiger als Männer. Bei dieser Erkrankung ist das Herz zwar in seiner Pumpfunktion (dem Zusammenziehen, der Systole) nicht beeinträchtigt, aber häufig in der Fähigkeit, sich wieder zu entspannen (der Diastole). Auch das führt zu einer Herzschwäche und zu Symptomen. Denken Sie an einen muskelbepackten Bodybuilder. Manche finden, dass er Stärke ausstrahlt und gut aussieht. Aber in Wirklichkeit sind seine Bewegungen und sein Gang vor lauter Muskeln eingeschränkt und wirken schwerfällig. So ist das auch beim Herzen, wenn zu viel Muskelmasse den »normalen Gang« einschränkt. Das Fehlen geschlechtssensibler Diagnosekriterien hat auch hier negative Auswirkungen auf Frauen. Für die Herzmuskelwand zwischen der linken und der rechten Hauptkammer gilt ein einheitlicher Grenzwert von 15 mm, von dem an wir von einer krankhaften Verdickung des Herzmuskels sprechen. Weil Frauen aber normalerweise eine geringere Wanddicke als Männer haben, liegt bei ihnen zum Zeitpunkt der Diagnose (»über 15 mm«) eigentlich bereits eine deutlich fortgeschrittene Erkrankung vor.

Das Risiko, im Laufe des Lebens eine Herzschwäche zu entwickeln, ist zwischen Männern und Frauen ungefähr gleich verteilt und steigt mit dem Alter. Geschlechtsspezifisch verschieden sind hingegen die Risikofaktoren (Näheres im Kapitel 4), die zur Entwicklung einer Herzschwäche führen können. Während erhöhte Blutfettwerte und das Rauchen Männern und Frauen gleichermaßen schaden, verursacht Bluthochdruck bei Frauen häufiger als bei Männern einen Herzinfarkt und eine Herzmuskelverdickung. Auch eine Zuckererkrankung bedeutet für Frauen ein um 40 Prozent höheres Risiko für Verkalkungen der Herzkranzgefäße und folgende Herzinfarkte als für Männer. Die Gründe sind noch nicht ganz verstanden. Vermutlich hemmt ein erhöhter Blutzuckerspiegel die positiven, schützenden Effekte des Östrogens in der Gefäßwand. Vielleicht handelt es sich auch »nur« um einen Alterseffekt, da Frauen erst später eine Zuckererkrankung entwickeln als Männer und dadurch meist zusätzlich vorerkrankt sind.

Auch Störungen der Herzklappen können Folge oder Ursache einer Herzschwäche sein. Die Herzklappen können Sie sich wie Klapptüren vorstellen, die aufgehen, damit das Blut hindurchfließen kann, und zugehen, damit das Blut nicht in die falsche Richtung zurückströmt (siehe Abbildung 2 im Kapitel 1). Der häufigste Klappenfehler in Deutschland ist die Verkalkung der Aortenklappe, also eine Verengung der »Verbindungstür« zwischen der linken Hauptkammer und dem Körper. Um im Bild zu bleiben: Die Türangel ist rostig, sodass sich die Tür nicht mehr problemlos öffnet. Die Folge ist eine geringere Durchblutung des Körpers, die unter anderem zu Schwindel, reduzierter Belastbarkeit, Luftknappheit und Druck auf der Brust führt. Und weil das Herz sehr stark arbeiten muss, um überhaupt noch Blut durch die enge »Tür« in den Körper-Kreislauf zu pumpen, bildet sich häufig eine Verdickung des so schwer arbeitenden Herzmuskels. Diese *Hypertrophie* (siehe die Einteilung der Herzschwächen weiter oben) wird vor allem bei Frauen beobachtet. Die zweithäufigste Klappenerkrankung ist die Undichtigkeit der Mitralklappe. Dabei hängt die Tür zwischen der linken Vor- und der linken Hauptkammer sozusagen »schief in den Angeln« und schließt nicht mehr richtig. Ursache dieser Klappenerkrankung sind Störungen beziehungsweise Defekte der Klappe selbst oder des umliegenden Herzmuskels. Auch hier schildern Patienten und Patientinnen vor allem Luftknappheit und körperliche Schwäche.

Beide Erkrankungen sind inzwischen durch spezielle Herzkatheter-Ansätze zu beheben. So kann man die Aortenklappe durch eine komplett neue Klappe ersetzen, die über einen Herzkatheter an die richtige Stelle gebracht wird. Auch die Mitralklappe wird über einen Katheter mittels Clips repariert, die an den Stellen der Undichtigkeit angesetzt und »festgetackert« werden. Der große Vorteil dieser Verfahren ist, dass man den Kranken damit die offene Herz-Operation erspart – und damit auch einen längeren Aufenthalt auf der Intensivstation sowie die Komplikation einer verstärkten Blutung, die gerade bei Frauen häufig auftreten kann.

Stärker als bei Männern tragen bei Frauen Autoimmun-Erkrankungen zur Entstehung einer Herzschwäche bei, also Störungen, bei denen der Körper eigene Stoffe oder eigenes Gewebe fälschlich als fremd einstuft und bekämpft. Durch die Bildung von Antikörpern, die sich eigentlich gegen dem Körper unbekannte Dinge richten und zum Beispiel Viren oder Bakterien unschädlich machen sollen, kommt es zu einer chronischen »Alarmierung« und Aktivierung im Körper, was einer dauerhaften Entzündung ähnelt. Die Folgen sind eine Schädigung und Fehlfunktion der Gefäße und der Herzmuskelzellen sowie eine beschleunigte Verkalkung der Herzkranzgefäße und letztlich eine Herzschwäche.

Auch Chemotherapien zur Bekämpfung einer Krebserkrankung können während der Gabe und noch lange Zeit danach zu einer Herzschwäche führen, da die Präparate nicht nur die Krebszellen, sondern leider auch Zellen des Herzmuskels oder des Herz-Bindegewebes angreifen können. Dies wird bei Frauen häufiger beobachtet als bei Männern und tritt besonders nach der Behandlung von Brustkrebs auf. Inzwischen sind die Krebsbehandlungen so gut geworden, dass bis zu 90 Prozent aller betroffenen Menschen nach fünf Jahren noch leben. Das bedeutet aber auch, dass es immer mehr Patientinnen und Patienten gibt, die unter den Spätfolgen der Therapie leiden. Neue internationale Empfehlungen fordern daher die kardiologische Begleitung vor, während und nach einer Chemo-Therapie. Die Strain-*Echokardiografie* (siehe Kapitel 5c) liefert frühe Hinweise auf eine reduzierte Herzleistung. Stellt man sie fest, sollte frühzeitig mit einer herzstärkenden und -schonenden Medikation begonnen werden, zum Beispiel mit Betablockern und ACE-Hemmern oder Sartanen (siehe Kapitel 4b). So kann in vielen Fällen ein Voranschreiten der Herzschwäche verhindert oder abgemildert werden.

Viele Untersuchungen haben gezeigt, dass Männer zum Zeitpunkt einer Krebserkrankung mehr Herz-Risikofaktoren wie erhöhten Blutdruck oder Diabetes aufweisen und Frauen daher eigentlich »gesünder« in eine Krebsbehandlung starten. Nach der Therapie sind Männer und Frauen aber gleich krank. Dies zeigt eine besondere (negative) Reaktion des weiblichen Körpers. Vor allem verschiedene Immun-Therapien, die anders als klassische Chemo-Behandlungen nicht direkt die Krebs-Zellen zerstören, sondern die körpereigenen Immunzellen gegen den Krebs in Stellung bringen sollen, scheinen bei Patientinnen unerwünschte und ungünstige Nebenwirkungen zu haben. Das komplexe Immunsystem des menschlichen Körpers besteht in einem engen Zusammenspiel aus verschiedenen Organen und Zellen, die Krankheitserreger und auch Krebszellen erkennen und zerstören beziehungsweise aus dem Körper entfernen. Bei dieser Abwehr agiert der weibliche Organismus anders als der männliche – etwa, indem er mehr sogenannte B-Zellen und Immunglobuline bildet. Es ist kein Wunder, dass die Immun-Therapien gegen Krebs, die bisher überwiegend mit Blick auf männliche Patienten entwickelt und getestet wurden, dann auch bei Männern effizienter und schonender wirken. Eine weitere Forschung unter Berücksichtigung geschlechtsspezifischer Aspekte ist dringend nötig!

Manche Risikofaktoren für die Entstehung einer Herzschwäche können nur bei Frauen auftreten – wie zum Beispiel eine Variante, die während der und bis zu einige Monate nach einer Geburt auftreten kann. Eine von tausend Gebärenden erleidet diese vorübergehende Schwäche, mit verschiedenen Schweregraden. Erfreulicherweise erholt sich das Herz in vielen Fällen wieder komplett oder zumindest in weiten Teilen. Das Risiko für eine erneute Herzschwäche im Rahmen einer neuen Schwangerschaft ist allerdings hoch, weshalb nach dem Auftreten einer Episode oft von weiteren Schwangerschaften abgeraten wird. Zur Entstehung dieser eingeschränkten Herzleistung scheinen unter anderem eine Störung in der Ausschüttung des Hormons Prolaktin (vor allem für das Stillen zuständig) und Risikofaktoren wie hoher Blutdruck und schlechte Ernährung beizutragen.

Das zeitlich begrenzte Auftreten einer Zuckererkrankung oder eines Bluthochdrucks während einer Schwangerschaft erhöht das Risiko für eine spätere, dann chronische Entwicklung dieser Erkrankungen – mit entsprechenden Auswirkungen auf die Herzgesundheit. Und auch die Wechseljahre und mögliche Hormonersatz-Therapien zur Linderung entsprechender Beschwerden können Änderungen im Herz-Kreislauf-System hervorrufen.

Schließlich gibt es soziokulturelle Risikofaktoren, die wiederum bei Frauen größeren Einfluss haben und größere Schäden hervorrufen können. Hier finden sich unter anderem die negativen Einflüsse durch Umweltfaktoren, ein geringeres Annehmen von gesundheitsfördernden Maßnahmen oder chronischer Stress zum Beispiel durch Arbeitslosigkeit, Mehrfach-Belastungen durch Familie und Beruf und emotionale oder körperliche Misshandlungen. Frauen reagieren hierauf häufiger mit Depressionen oder Angststörungen, was Herzerkrankungen inklusive einer Herzschwäche fördert.

In den letzten Jahren haben wissenschaftliche Untersuchungen gezeigt, dass bei Frauen ein Zusammenhang zwischen der Aktivität einer bestimmten Gehirnregion, dem sogenannten Mandelkern (*Amygdala*), und dem Auftreten schwerer Herz-Kreislauf-Ereignisse besteht. Der Mandelkern regelt mit anderen Abschnitten im Gehirn (dem *Hippocampus*) die Emotionalität. Frauen neigen demnach häufiger als Männer zu stressbedingten Herzerkrankungen.

Viele dieser Risikofaktoren sind bei Ärztinnen und Ärzten nicht ausreichend bekannt. Und viele der aktuell angewandten Risiko-Punktesysteme berücksichtigen wichtige geschlechtsspezifische Aspekte wie die Veränderungen während der Wechseljahre nicht. Diese Defizite führen bei Frauen regelmäßig zu einer Unterdiagnostik von Herz-Kreislauf-Erkrankungen, zu schlechterer Behandlung und einer schlechteren Überlebenserwartung.

Aber es gibt auch manchmal geschlechtsspezifische Unterschiede, die für Frauen tröstend sind. Bei einer Herzschwäche mit reduzierter Pumpfunktion schafft das weibliche Herz zum Beispiel eine bessere Anpassung des geschwächten Herzmuskels an Stress-Situationen, und es entwickeln sich seltener eine schädliche Erweiterung der linken Hauptkammer sowie ungünstige Vernarbungen in der Herzmuskulatur. Weibliche Herzen neigen denn auch seltener zu gefährlichen Herzrhythmusstörungen. Dennoch leiden Frauen häufiger unter einer schlechteren Lebensqualität mit mehr Symptomen und mehr Depressionen. Diese spezifischen Unterschiede sind noch schlecht untersucht und kaum verstanden.

Im Kapitel 7 wird beschrieben, wie überwiegend Studien zur Art und Dosierung vieler Medikamente an Männern durchgeführt worden sind. Es fehlen also Erkenntnisse, ob Medikamente bei Frauen nicht besser in einer niedrigeren Dosierung verordnet werden sollten, um Nebenwirkungen zu reduzieren – oder ob darunter auch die Wirkung leidet. Es gibt aber durchaus einige Studien, die den geschlechtsspezifischen Aspekt berücksichtigen; unter anderem haben sie gezeigt, dass Frauen besonders gut auf verschiedene Herzschwäche-Medikamente ansprechen. Dennoch erhalten Patientinnen seltener die durch internationale Empfehlungen geforderte Therapie als Patienten, wie eine große vergleichende Untersuchung anhand von zahlreichen Studien gezeigt hat.

Das Gleiche gilt auch für die nicht-medikamentöse Therapie in Form spezieller Herzschrittmacher. So gibt es zum Beispiel einen Schrittmacher, der bei einer nicht geordneten, nicht mehr synchronen Pumparbeit das Herz wieder synchronisiert. Implantierte Mikro-Defibrillatoren können einen zu schnellen Herzschlag erkennen, der einem Herzstillstand gleicht (siehe den Vergleich mit dem Blasebalg weiter oben), und mit einem kleinen Elektroschock unterbrechen. Trotz einer bekannten besseren Verträglichkeit dieser Schrittmacher bei Frauen und guter Ergebnisse bezüglich der Lebensqualität, der Beschwerden und des Überlebens werden sie Patientinnen seltener eingesetzt. Auch die unterstützende Einbindung in Vorsorge- und Trainingsprogramme wird Frauen seltener empfohlen als Männern.

Und auch wenn eine dauerhafte künstliche Unterstützung des Kreislaufs durch eine Herz-Kreislauf-Pumpe oder ein neues Herz erforderlich ist, werden Frauen benachteiligt. Und das, obwohl Frauen im Moment der Diskussion eines neuen Herzens im Durchschnitt eine schlechtere Belastbarkeit, mehr Symptome und eine schlechtere Nieren- und Lungen-Funktion aufweisen – alles Gründe für die Dringlichkeit einer Herztransplantation. Und bei Frauen sprechen in der Regel weniger Gründe gegen eine solche Operation.

Angesichts der geschilderten, in beschämendem Maße schlechteren Versorgung von Frauen sollte doch spätestens jetzt allen Ärztinnen und Ärzten klar sein, dass ein Umdenken in der bisher männlich dominierten Medizin und ein geschlechtssensibler Blick auf Patientinnen dringend geboten ist.

3 Achterbahn der Hormone: Der Zyklus und die Wechseljahre

Da sich einige geschlechtsspezifische Aspekte durch die unterschiedliche Ausprägung der eher männlichen beziehungsweise eher weiblichen Hormone erklären lassen und Frauen in den Wechseljahren den schützenden Effekt von Östrogen verlieren, schauen wir uns den Monatszyklus einmal genauer an:

Der weibliche Körper durchläuft ab der Pubertät im Durchschnitt alle 28 Tage (der Zeitraum, der als normal gilt, reicht von 23 bis 35 Tagen) einen Zyklus von hormonellen Veränderungen, die optimale Bedingungen für eine Schwangerschaft schaffen sollen. Die Phase der monatlich wiederkehrenden Periode beginnt mit der ersten Monatsblutung, der *Menarche*, die bei den meisten Mädchen zwischen dem 9. und dem 16. Lebensjahr stattfindet, und endet mit der letzten Blutung, der *Menopause*. Als Start des Menstruationszyklus wird der erste Tag der Monatsblutung definiert, der meist eindeutig zu bestimmen ist; er endet am Tag vor dem Einsetzen der nächsten Monatsblutung. In der Zeit dazwischen finden wichtige Vorbereitungs-, Aufbau- und Abbau-Prozesse (siehe Abbildung 6) statt: In der ersten Phase des neuen Monatszyklus wird die Schleimhaut der *Gebärmutter*, die im vorherigen Zyklus für eine mögliche Schwangerschaft aufgebaut wurde, abgestoßen und mithilfe der Menstruationsblutung ausgeschieden. Im Anschluss erfolgt der erneute Aufbau der Schleimhaut. Gesteuert wird dieser Aufbau durch das Hormon Östrogen, das in den Eierstöcken gebildet wird.

Gleichzeitig reifen im Eierstock unter dem Einfluss eines weiteren Hormons, des *Follikel*-stimulierenden Hormons (abgekürzt FSH), einige Ei-Follikel heran, die ihrerseits das Hormon Progesteron bilden und dadurch auch die Reifung vom Follikel zu einer reifen und sprungfähigen Eizelle unterstützen. Normalerweise entwickelt sich nur ein Follikel zu einer bereiten Eizelle, die etwa in der Mitte des Zyklus aus dem betreffenden Eierstock in den dazugehörigen Eileiter abgegeben wird. Dieser Vorgang wird auch als Eisprung bezeichnet.

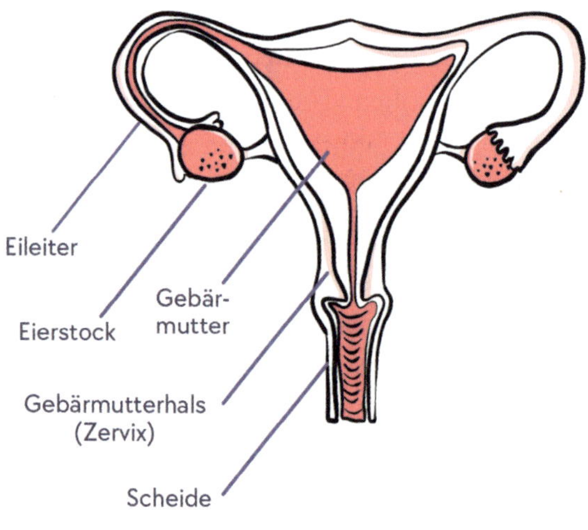

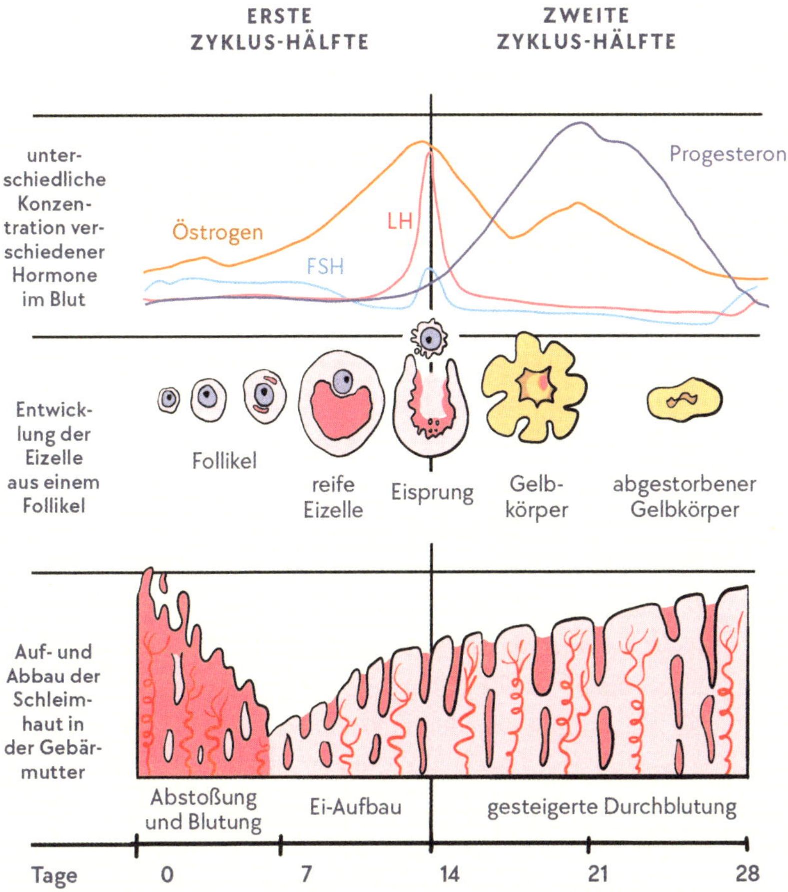

ABBILDUNG 6

Links: Aufbau des weiblichen Geschlechtsorgans

Rechts: Verschiedene Phasen des Menstruationszyklus mit unterschiedlichen *Hormonen*; Entwicklung der Eizellen und der Gebärmutterschleimhaut

Durch den Eileiter wandert die Eizelle dann in Richtung Gebärmutter und kann auf dem Weg durch ein Spermium befruchtet werden. Parallel wird durch Östrogen ein besonderer Schleim der *Zervix*, des Gebärmutterhalses, gebildet, der das Überleben der Spermien auf dem Weg von der Scheide in die Gebärmutter für einige Tage garantiert. Erfolgt eine Befruchtung, nistet sich die Eizelle in die wieder aufgebaute Gebärmutterschleimhaut ein; bleibt die Befruchtung aus, stirbt die Eizelle ab. Nach dem Eisprung, in der zweiten Hälfte des Zyklus, wird durch die im Eierstock zurückbleibende Hülle der gesprungenen Eizelle, den sogenannten Gelbkörper, unter anderem das Hormon Progesteron produziert, das interessante Mechanismen in Gang setzt:

- Durch eine Rückmeldung an das Gehirn wird die Ausschüttung des FSH gestoppt, sodass keine weiteren Follikel in den Eierstöcken gebildet werden. Denn eine bereits gesprungene Eizelle reicht ja in dieser Phase des Zyklus.
- Die Schleimhaut in der *Gebärmutter* wird noch weiter aufgebaut und besser durchblutet und auf eine mögliche Einnistung der befruchteten Eizelle vorbereitet.
- Der Schleim des Gebärmutterhalses wird dicker und bildet dadurch eine für weitere Spermien nicht zu durchdringende Barriere. Weitere Spermien sind nach einer Befruchtung nicht erforderlich.

Kommt es nicht zu einer Schwangerschaft, geht der Gelbkörper zugrunde. Dadurch sinkt der Progesteron-Spiegel im Blut. Als Folge wird erstens die Gebärmutterschleimhaut abgestoßen und durch eine Blutung ausgeschieden und zweitens die erwähnte Rückmeldung an das Gehirn aufgehoben, sodass die erneute Reifung von *Follikeln* starten kann: Der neue Zyklus beginnt …

Als Wechseljahre werden die Jahre vor und nach der letzten Monatsblutung bezeichnet – der Übergang von der fruchtbaren Lebensphase zu der Zeit, in der keine Schwangerschaft mehr möglich ist. In den meisten Fällen beginnen die Wechseljahre zwischen dem 40. und 45. Lebensjahr. Die Eierstöcke produzieren dann immer weniger Geschlechtshormone, der Eisprung wird unregelmäßig und bleibt häufiger aus, und die Fruchtbarkeit nimmt ab. Auffällig für die Frauen ist eine unregelmäßigere Monatsblutung. Die Zyklen werden kürzer oder auch länger, und schließlich enden die Monatsblutungen komplett. Die letzte Monatsblutung, die Menopause, findet im Schnitt im Alter von 50 Jahren statt.

Nach der Menopause sinkt zunächst das Geschlechtshormon Progesteron, im weiteren Verlauf auch das Östrogen. Bis die hormonelle Umstellung abgeschlossen ist, vergehen meistens einige weitere Jahre. In dieser Zeit leiden Frauen häufig unter verschiedenen Beschwerden. Um die letzte Monatsblutung herum klagen zum Beispiel etwa 50 Prozent und danach bis zu 80 Prozent der Frauen über wiederkehrende Hitzewallungen im Gesicht und am Oberkörper. Wie sie genau entstehen, ist nicht ganz verstanden. Eine mögliche Erklärung ist, dass die reduzierte Menge an Hormonen einen falschen Impuls im Gehirn auslöst, der die Gefäße zu einer Weitstellung auffordert. Dies führt zu einer gesteigerten Durchblutung mit den entsprechenden Symptomen »Hitze« und »Schweiß«. Diese Hitzewallungen sind nicht gefährlich, können aber je nach Situation sehr belastend sein. Wichtig ist, dass es auch andere Ursachen vor allem für nächtliches Schwitzen geben kann, daher sollte im Zweifel lieber immer ein ärztlicher Rat eingeholt werden. Die durch die Wechseljahre bedingten Hitzewallungen dauern durchschnittlich etwas mehr als sieben Jahre, wobei auch hier nicht alle Frauen im selben Maße betroffen sind.

Weitere Symptome können Schlafprobleme, depressive Verstimmungen oder innere Unruhe sein, außerdem eine eingeschränkte Konzentrationsfähigkeit, Verdauungsprobleme und ein Rückgang des Knochen-Stoffwechsels (*Osteoporose*), der die Knochen instabiler und anfälliger für Brüche macht. Zusätzlich wird immer wieder eine Gewichtszunahme beschrieben, die durch eine hormonell gesteuerte Umverteilung von Körperfett in den Bauchbereich und einen insgesamt reduzierten Kalorienbedarf im Alter erklärbar ist. Frauen sollten in dieser Lebensphase daher besonders auf eine bewusste Ernährung mit ausreichend Vitamin D und Kalzium achten. Als sehr störend wird häufig auch eine dünne und trockene Schleimhaut im Genitalbereich beschrieben, die zu unangenehmem und schmerzhaftem Geschlechtsverkehr, vermehrten Harnwegsinfektionen, also Blasenentzündungen, sowie zu Blasenschwäche mit häufigem Harndrang und auch ungewolltem Harn-Abgang führen kann. Eine Faustregel besagt, dass ungefähr ein Drittel der Frauen kaum Probleme durch die Wechseljahre erlebt, ein Drittel der Frauen hat mittlere und ein Drittel starke Beschwerden. Es scheint einen Zusammenhang zu geben zwischen erhöhtem Blutdruck während der Schwangerschaft und stärkeren Wechseljahrsbeschwerden.

Verschiedene Untersuchungen haben gezeigt, dass die Heftigkeit und die Dauer der Beschwerden mit einem erhöhten Risiko für Herz-Kreislauf-Erkrankungen im Alter verbunden sind. Leidet eine Frau also sehr heftig und sehr lange unter den genannten Symptomen, ist das Risiko für einen Herzinfarkt im weiteren Leben höher. Diese Patientinnen sollten von Ärztinnen und Ärzten besonders »im Auge behalten« und regelmäßig kardiologisch untersucht werden. Viele in diesem Buch beschriebene Erkrankungen des Herz-Kreislauf-Systems hängen unter anderem mit dem allmählichen Abfall der weiblichen Geschlechtshormone in den Wechseljahren zusammen. Da dies aber ein natürlicher Vorgang im Leben jeder Frau ist, sollten diese Vorgänge nicht als »Hormonmangel« oder gar als Krankheit fehlinterpretiert werden. Eine Hormonersatz-Therapie, also die zusätzliche Einnahme zum Beispiel von Östrogen in Tablettenform, ist in den meisten Fällen nicht erforderlich.

Seit einer großen Studie aus dem Jahr 2002 wird immer wieder diskutiert, ob Hormonersatz-Therapien das Risiko für andere Erkrankungen, wie zum Beispiel für Brustkrebs, Blutgerinnsel (*Thrombosen*) oder Herz-Kreislauf-Erkrankungen, erhöhen. Ein Problem der Studie war aber, dass die meisten untersuchten Patientinnen bereits die wichtigen Herz-Risikofaktoren wie erhöhten Blutdruck, Übergewicht und Rauchen (siehe auch Kapitel 4) aufwiesen und mit einem Alter von über 60 Jahren die Wechseljahre bereits längere Zeit hinter sich hatten. Es ist also nicht klar, ob eine gesunde Frau ohne diese Risikofaktoren in den Wechseljahren nicht doch ohne Bedenken Hormone einnehmen kann. Aktuell wird davon ausgegangen, dass vor allem Frauen über 50 Jahre und mit einem niedrigen Risiko für Herz-Kreislauf-Erkrankungen als Hilfestellung bei stark belastenden Wechseljahrsbeschwerden wie Hitzewallungen und Schweißausbrüchen durchaus eine Hormonersatz-Therapie erhalten können. Dank moderner Hormon-Präparate ist das Risiko für die Entstehung von Brustkrebs oder von Blutgerinnseln inzwischen sehr niedrig.

Interessanterweise scheint die Art der Darreichung eine wichtige Rolle zu spielen. So erhöht die Einnahme von Östrogen als Tablette das Risiko für eine Blutgerinnsel-Bildung, weil das Hormon sehr schnell in die Leber gelangt, wo dann vermehrt spezielle Stoffe gebildet werden, die ein Verklumpen des Blutes (eine Gerinnung) und die Bildung eines Blutgerinnsels, also einer Thrombose, fördern können. Wird Östrogen aber über ein Pflaster gegeben, gelangt das Hormon nur langsam und in kleineren Portionen zur Leber, die Folge ist ein deutlich geringeres Risiko für ein Blutgerinnsel. Anders verhält es sich beim Progesteron, das über die Haut kaum aufgenommen werden kann, als Tablette aber zu depressiven Verstimmungen oder Kopfschmerzen führen kann. Wird Progesteron hingegen direkt über die Scheide gegeben, werden diese Nebenwirkungen kaum beschrieben, und das Hormon kann rasch am Ort der gewünschten Wirkung, der Gebärmutter, ansetzen.

In den meisten Fällen muss keine Hormongabe erfolgen. Die oben erwähnte gesunde Ernährung mit ausreichend Vitamin D und Kalzium wird als wirkungsvoller Ersatz empfohlen, und ebenso Entspannungsverfahren wie Yoga oder Pilates, stressreduzierende Verhaltenstherapien und viel körperliche und sportliche Aktivität. Viele Frauen wenden alternative Verfahren wie Akupunktur oder pflanzliche Präparate an. So können Baldrian oder Hopfen bei Schlafstörungen helfen, Mönchspfeffer bei Zwischenblutungen, Traubensilberkerze bei Hitzewallungen und Salbei oder Frauenmantel gegen Schweißausbrüche, wobei die Wirkung oft noch nicht verstanden beziehungsweise der Nutzen oft wissenschaftlich nicht belegt ist. Viele Frauen verbinden mit den Wechseljahren nur Hitzewallungen und sind beim Auftreten anderer Beschwerden zunächst überfordert. Oft erkennen sie den Zusammenhang erst einmal gar nicht. Hier sind weitere Aufklärungen und vertrauensvolle Gespräche ohne Ängste oder Hemmungen erforderlich.

4 Frauenherzen reagieren anders: Risikofaktoren unter der Lupe

Wie entstehen die Veränderungen am Herzen und die Ablagerungen an den Gefäßen, die zu schweren Erkrankungen wie einem Herzinfarkt führen können? In den letzten Jahrzehnten haben viele Studien dazu eine Antwort gefunden und entdeckt, dass vor allem sechs Risikofaktoren das Entstehen einer Herz-Kreislauf-Erkrankung begünstigen können:

- **erhöhte Fettwerte im Blut**
- ein **erhöhter Blutdruck**
- das **Rauchen**
- die **Zuckererkrankung**
- **Übergewicht**
- eine **genetische Belastung**, also entsprechende Erkrankungen bei den Eltern oder Großeltern.

Die Häufigkeit dieser klassischen Risikofaktoren ist bei Frauen und Männern vergleichbar, die Auswirkung auf das Herz-Kreislauf-System aber ist für Frauen vor allem bezogen auf die Zuckererkrankung und das Rauchen größer. Diabetikerinnen und Raucherinnen werden also deutlich häufiger einen Herzinfarkt bekommen als Männer mit derselben Belastung. Zusätzlich gibt es bei Frauen häufiger Risikofaktoren, die nicht zu den oben genannten sechs gehören; hier sind besonders emotionaler Stress und Depressionen zu nennen. Auch das nur kurzfristige Auftreten von Blutdruck- oder Zucker-Entgleisungen während einer Schwangerschaft kann, wie erwähnt, das spätere dauerhafte Auftreten dieser Erkrankungen und damit die Entstehung von Herz-Kreislauf-Störungen begünstigen.

Einen erschreckenden geschlechtsspezifischen Aspekt bezüglich dieser Risikofaktoren möchte ich direkt an den Anfang dieses Abschnitts setzen: In einer Analyse aus dem Jahr 2022 konnte gezeigt werden, dass Männer mit einer Verkalkung der Herzkranzgefäße häufiger die empfohlene körperliche Aktivität und Gewichtsreduktion und die Zielwerte für Cholesterin und Blutzucker schaffen als Frauen und so schädliche Folgen für das weitere Leben und Überleben verringern. Der Verdacht liegt nahe, dass es für herzkranke Männer mehr Aufmerksamkeit gibt und die Untersuchungen und Therapien sich stärker an ihnen orientieren.

Bevor wir nun zu den medizinischen Details der Risikofaktoren kommen, verweise ich Sie noch kurz auf das abschließende Kapitel 11: Tipps für ein gesundes Herz. Dort finden Sie Hinweise, wie Sie selbst aktiv gegen die Risiken angehen können.

4a Erhöhte Fettwerte im Blut (*Hyperlipoproteinämie*)

Das Wort, das hinter der Zwischenüberschrift in Klammern steht, werden Laien nicht kennen – und es ist eher ein Zungenbrecher als ein Augenöffner. Aber den Begriff *Cholesterin* kennen Sie sicher, aus medizinischen und aus Ernährungsdiskussionen.

Bei Blutuntersuchungen werden in der Regel verschiedene Fettwerte bestimmt. Fette sind für das Leben essenziell wichtig – nur ein Zuviel ist, wie so oft, schädlich. Im Körper heften Fette sich oft an Proteine (Eiweißstrukturen), die sie einem Bus vergleichbar zum Beispiel von der Leber abholen und zu verschiedenen Zellen im Körper transportieren, wo sie für bestimmte Aufbauprozesse benötigt werden. Die Kardiologie schaut vor allem auf das »schlechte« LDL-Cholesterin, das sich an Proteine mit niedriger (**L**ow) **D**ichte anheftet. Liegt ein zu hohes Angebot von Cholesterin vor, wird also zum Beispiel zu fettreich gegessen, können die Zellen nicht mehr alles aufnehmen, das Cholesterin verbleibt im Blut und setzt sich in den Gefäßen ab beziehungsweise heftet sich an deren Wände. Diesen Vorgang können Sie sich wie bei einer Tasse Kaffee mit Zucker vorstellen. Eine bestimmte Menge kann im Kaffee aufgelöst werden. Schüttet man aber immer mehr Zucker hinein, setzt sich dieser auf dem Grund der Tasse ab.

Auf der anderen Seite steht das »gute« HDL-Cholesterin (HDL: **H**ohe **D**ichte der Proteine), das die »Buslinie« in umgekehrter Richtung versorgt: Cholesterin wird aus den verschiedenen Geweben zur Leber gebracht und dort als Gallensäure über den Darm ausgeschieden. So kann das Cholesterin nicht im Überfluss vorliegen und den Gefäßen nicht mehr schaden. Daher sind aus kardiologischer Sicht hohe HDL- und niedrige LDL-Werte erstrebenswert.

Zusätzlich können weitere Fettwerte wie die Triglyzeride und der relativ neue Parameter Lipoprotein a bestimmt werden. Das Hauptaugenmerk liegt aber auf dem LDL-Wert. In zahlreichen Untersuchungen wurde gut belegt, dass ein möglichst niedriger Wert vor allem bei Patienten und Patientinnen mit Verkalkung der Herzkranzgefäße oder sogar mit einem bereits erlebten Herzinfarkt die Gefahr eines weiteren Voranschreitens der Erkrankung reduzieren und das Leben verlängern kann. Für diese Personen wird nach aktuellen Empfehlungen ein LDL-Wert unter 55 mg/dl gefordert.

Und wie soll man mit erhöhten Cholesterin-Werten bei denen umgehen, die bisher keine relevante Herz-Kreislauf-Störung aufweisen? Eine europäische Empfehlung aus dem Jahr 2019 für die sogenannte *primäre Prävention*, also Vorsorge, empfiehlt allen Geschlechtern und Altersgruppen einen gesunden Lebensstil mit einer bewussten, ballaststoffreichen Ernährung und regelmäßiger sportlicher Aktivität.

Je nach individuellem Risiko kann außerdem über eine vorbeugende Medikation nachgedacht werden. Es gibt diverse Risiko-Tabellen, die sehr einfach im Internet ausgefüllt werden können und mit denen man anhand der individuell vorliegenden Grunderkrankungen und kardialen Risikofaktoren die Gefahr zum Beispiel für einen Herzinfarkt abschätzen kann. Bei einem LDL-Cholesterin-Wert von über 190 mg/dl braucht es diese Risiko-Einschätzung nicht mehr –

dann sollte direkt mit einer fettsenkenden Therapie begonnen werden.

Insgesamt ist es die Aufgabe der Ärztinnen, auch bei niedrig oder moderat berechnetem Risiko zusammen mit den Patienten herauszufinden, wer besonders von einer gezielten Überwachung und einer frühzeitigen Therapie profitieren würde. So gibt es Faktoren, die nicht in den oben genannten Risiko-Tabellen abgefragt werden, aber durchaus relevant sind, wie Übergewicht, Bewegungsarmut, chronische Nierenerkrankung oder psychosozialer Stress. Auch rheumatische Erkrankungen, die mit einer chronischen Entzündung vieler Bereiche im Körper wie Gelenke und Muskeln einhergehen, sowie Schilddrüsen-Störungen haben einen verstärkenden Einfluss auf Herzkrankheiten. Beides tritt bei Frauen übrigens häufiger auf. Für eine vollständige Risiko-Abwägung sollten zusätzlich auch Blutfette wie Triglyceride und Lipoprotein a berücksichtigt werden. Auch die Kalkmenge in den Herzkranzgefäßen, bestimmbar durch eine *Computertomografie* (siehe Kapitel 5c), liefert Hinweise auf ein eventuell erhöhtes Risiko einer Herzerkrankung.

So weit die internationalen Empfehlungen – aber wie sieht die Realität aus? Laut einer Untersuchung aus dem Jahr 2021 mit über 59 000 Patientinnen und Patienten wurde der so wichtige Marker LDL-*Cholesterin* bei Frauen deutlich seltener bestimmt als bei Männern. Dies gilt sowohl für die *Primär-Prävention*, also für Vorsorge-Maßnahmen bei Menschen, die bisher an keiner relevanten Herzerkrankung leiden, als auch für die *Sekundär-Prävention*, also für die Patientinnen mit einer bereits bestehenden Verkalkung des Gefäßsystems. Dabei wäre bei der letztgenannten Gruppe eine engmaschige Kontrolle und optimale medikamentöse Therapie besonders wichtig, um ein Voranschreiten der Erkrankung mit der Gefahr eines (neuen) Herzinfarkts abzuwenden.

Wir werden im Laufe des Buches leider noch mehrmals darüber sprechen müssen: Bei Frauen wird das Risiko für eine Herzerkrankung fälschlich immer wieder als niedrig angesehen, weshalb Ärzte eine Bestimmung des LDL-*Cholesterin*-Werts für überflüssig halten. Die Studie zeigte auch, dass bei Patientinnen seltener Blutzucker-Werte und der Blutdruck gemessen wurden. Durch diese Zurückhaltung wird vielen Frauen Schaden zugefügt. Man verzichtet auf die Chance, bereits im frühen Stadium Risiken für Erkrankungen des Herz-Kreislauf-Systems zu erkennen und frühzeitig zu therapieren. Übrigens ergab die Studie auch: Wenn der LDL-Wert gemessen wurde, lag er bei den Frauen höher als bei den Männern. Patientinnen würden also sogar mehr von einer entsprechenden Untersuchung und gegebenenfalls folgender fettsenkender Medikation profitieren als Männer. Dies gilt vor allem für Personen mit einer angeborenen Neigung zu hohen Cholesterin-Werten. Hier ist eine medikamentöse Therapie bereits in jungen Jahren erforderlich, um die Entstehung einer Gefäßverkalkung möglichst lange hinauszuzögern.

Zur Behandlung eines zu hohen LDL-Cholesterin-Werts wird als erstes Medikament meistens ein sogenanntes Statin verwendet. In vielen Studien konnte eindrucksvoll nachgewiesen werden, dass dieses Medikament das LDL-Cholesterin und damit auch das Herzinfarkt-Risiko zuverlässig senkt. Leider sind in diese Studien zu wenig weibliche Daten eingeflossen. Bereits 2005 zeigte eine Zusammenfassung vieler Statin-Studien, dass von 90 000 untersuchten Fällen nur etwa ein Viertel Frauen betraf. Es war also lange unklar, ob Frauen dieselbe Dosis wie Männer einnehmen sollten und ob bei ihnen bestimmte Nebenwirkungen häufiger auftreten. Erst 2015 zeigte eine große Vergleichsstudie, dass es bezüglich der Wirksamkeit von Statinen keinen Unterschied zwischen den Geschlechtern gibt.

Ein Aspekt ist so wichtig, dass ich ihn bewusst wiederhole: Hochrisiko-Patienten und -Patientinnen, also Personen mit bekannter Verkalkung der Herzkranzgefäße und bereits erlebtem Herzinfarkt, sollten einen LDL-*Cholesterin*-Zielwert unter 55 mg/dl haben oder anstreben. Das verbessert die Lebensqualität und verlängert das Leben deutlich. Leider wird dieser Wert nur von ca. 20 Prozent der Patienten erreicht. Und dies gilt vor allem für Frauen. In allen Risiko-Gruppen erreichten Patientinnen trotz Statin-Therapie die LDL-Zielwerte nur halb so oft wie Männer. Umso erschreckender ist es, dass Ärzte bei einer Frau deutlich seltener überhaupt ein Statin als Therapie empfehlen.

Womit die unbefriedigenden LDL-Werte zusammenhängen, habe ich bereits angedeutet: Das Herz-Kreislauf-Risiko wird bei Frauen unterschätzt, weshalb Ärztinnen und Ärzte eine LDL-Bestimmung und -Kontrolle und eine Therapie zu selten verordnen. Aber auch bei den Patientinnen fehlt oft die Einsicht in die Notwendigkeit einer fettsenkenden Therapie; häufig werden diese Medikamente abgelehnt oder nur unregelmäßig eingenommen. Das hat auch mit Nebenwirkungen wie Muskel- oder Gelenkschmerzen und erhöhten Leberwerten zu tun, die bei Frauen häufig auftreten. Frauen wiegen weniger, haben einen höheren Anteil an Fettgewebe, und ihre Nieren schaffen weniger »Reinigungsarbeit« als die von Männern. All das setzt die Verträglichkeit der einheitlich, also »männlich« dosierten Statin-Tablette bei Frauen herab.

Frauen brechen die Statin-Medikation häufiger ab und sind seltener zu einem erneuten Versuch mit einem anderen Statin bereit als Männer. Als Grund wird in etwa 80 Prozent der Fälle eine Unverträglichkeit gegenüber der Therapie und in etwas mehr als 15 Prozent Frust und Resignation wegen des Nicht-Erreichens des Zielwerts angegeben. Wichtig ist in diesen Fällen immer ein ausführliches Gespräch, um die Probleme der bisherigen Medikamenten-Einnahmen mit den objektiven und/oder subjektiven Nebenwirkungen festzuhalten und die Dringlichkeit einer möglichst optimalen Senkung des LDL-Wertes zu verdeutlichen. Neben verschiedenen Statin-Präparaten (es lohnt sich bei einer vermeintlichen Statin-Unverträglichkeit immer, verschiedene Tabletten auszuprobieren) gibt es inzwischen einige sehr gut untersuchte Alternativen, die auch in Kombination mit niedrigen Statin-Dosierungen oder alleine angesetzt werden können. So wird der so wichtige LDL-Zielwert oft doch erreicht.

4b **Erhöhter Blutdruck (*arterielle Hypertonie*)**

Der Blutdruck beschreibt den Druck, mit dem das Blut in alle Bereiche des Körpers, bis in die Finger- und Zehenspitzen gepresst wird. Gelingt es dem Organismus nicht, ausreichend

Druck aufzubauen, erreicht das Blut, das zur Ernährung der Zellen erforderlich ist, nicht alle Bereiche des Körpers, und es kommt zu Gewebeschäden oder sogar einem Absterben von Zellen.

Wie ich weiter oben dargestellt habe, hat der Herzzyklus zwei Phasen: die *Systole* (die Auswurf-Phase der Hauptkammern) und die *Diastole* (die Füllungs-Phase der Hauptkammern). Der Druck ist während der Systole höher als während der Diastole. Der systolische und der diastolische Druck kann in allen Gefäßen gemessen werden. Der gesunde Mensch kann seinen Blutdruck durch eine gesteigerte Herzleistung und durch die Weit- oder Engstellung der »peripheren« Gefäße in den Armen und Beinen sehr flexibel auf körperliche Aktivität oder Ruhe einstellen. Der Blutdruck ist also keine konstante Größe, sondern kann je nach Situation und Tageszeit und auch jahreszeitlich schwanken. Innerhalb bestimmter Grenzen ist das normal.

Für die Blutdruckwerte gelten seit 2018 neue europäische Empfehlungen, die in der folgenden Tabelle zusammengestellt sind:

KATEGORIE	***systolischer*** »erster« Wert (in mmHg*)	***diastolischer*** »zweiter« Wert (in mmHg)
optimaler Wert	<120	<80
normaler Wert	120–129	80–84
hoch-normaler Wert	130–139	85–89
erhöhter Blutdruck Grad 1	140–159	90–99
erhöhter Blutdruck Grad 2	160–179	100–109
erhöhter Blutdruck Grad 3	≥180	≥110

* Die »Millimeter Quecksilbersäule« sind eine historisch bedingte Maßeinheit.

Aktuell wird bei den Blutdruckwerten nicht zwischen den Geschlechtern unterschieden, obwohl der Durchmesser der weiblichen Gefäße im Schnitt geringer und dadurch der Effekt des Blutdrucks auf die Gefäßwände (und umgekehrt) größer ist. Das wirkt sich im Lauf des Lebens erkennbar aus. In verschiedenen Untersuchungen konnte nachgewiesen werden, dass die Herzmuskelzellen von Frauen eine größere Arbeit verrichten. Zusätzlich konnte gezeigt werden, dass es einen optimalen Blutdruck gibt, bei dem diese Herzmuskelzellen ihre Arbeit perfekt verrichten können. Dieser Optimalwert ist bei Frauen niedriger als bei Männern. Es stellt sich daher die Frage, ob geschlechts- und altersspezifische Grenzwerte für den Blutdruck nicht zielführender wären als die aktuell verwendeten Einheitswerte.

In der Regel haben junge Männer einen höheren Blutdruck als gleichaltrige Frauen, wobei der Unterschied bei den systolischen Werten etwas größer ist als bei den diastolischen. Mit der Zeit steigt der Blutdruck aber bei Frauen stärker, sodass sie im Alter höhere Blutdruckwerte aufweisen als Männer. Wichtig für eine korrekte Blutdruckmessung ist, dass in den 5 Minuten davor auf körperliche und emotionale Ruhe geachtet wird. Sicherheitshalber sollte man im Abstand von jeweils 1–2 Minuten mindestens dreimal messen, um einen guten Mittelwert zu erhalten. Diese Vorgaben sind in der Hektik einer Arztpraxis und wegen der Aufregung der Patientinnen meistens nicht umsetzbar. Daher sprechen wir bei erhöhten Werten oft auch von einem »Praxis-« oder »Weißkittel-Bluthochdruck«, der auf jeden Fall durch häusliche Blutdruckmessungen überprüft werden sollte.

Liegt nur ein weiterer der oben genannten Risikofaktoren für das Herz-Kreislauf-System vor, bedeutet bereits ein Bluthochdruck Grad I ein erhöhtes Risiko für eine schwere Herzerkrankung im Laufe des weiteren Lebens. Deshalb ist es entscheidend, den Blutdruck gut einzustellen. Bevor man zu Medikamenten greift, sollte man seine Lebensweise verändern. Wichtig ist vor allem eine salzarme Ernährung, also weniger als 5 Gramm Kochsalz pro Tag. Diese Grenze wird allerdings durch den hohen Salzgehalt von Fertigprodukten wie Tütensuppen, Saucen und bestimmten Süßigkeiten schnell und für viele Menschen unbemerkt überschritten. Eine gute Alternative für diejenigen, die auf ein Salzen des Essens nicht verzichten können, ist ein »Blutdruck«-Salz, bei dem das Natrium zu großen Teilen durch Kalium ersetzt wurde. Der Geschmack ist nicht ganz so intensiv, aber Sie werden damit länger und besser leben. In einer sehr aufwendigen Untersuchung sind in China einmal ganze Dörfer einer von zwei Gruppen zugeteilt worden. Die eine Hälfte verwendete übliches Kochsalz, die andere das natriumreduzierte Salz. Nach fünf Jahren war klar: In den Dörfern, die das natriumarme Salz verwendet hatten, gab es bei den Risikopatienten signifikant weniger Schlaganfälle und schwere Herz-Kreislauf-Ereignisse und auch weniger Todesfälle.

Weitere Maßnahmen sind: das Aufhören mit dem Rauchen oder zumindest eine drastische Reduktion; tägliche körperliche Aktivität für mindestens 30 Minuten; bei Übergewicht eine Reduktion des Körpergewichtes und eine gesunde Ernährung (hierzu mehr im Unterkapitel 4d). Erst wenn diese Veränderungen der Lebensführung misslingen oder den Blutdruck nicht ausreichend senken, sollten Patienten ab dem Grad 1 eine medikamentöse Therapie erhalten, deren Wirkung durch 24-Stunden-Blutdruck-Aufzeichnungen kontrolliert wird, sodass man sie gegebenenfalls anpassen kann. Bei Patientinnen und Patienten mit einem sehr hohen Risiko für Herz-Kreislauf-Erkrankungen kann man auch schon bei »hoch-normalen« Werten Medikamente geben.

Für die medikamentöse Behandlung des erhöhten Blutdrucks stehen eine ganze Reihe von Medikamenten zur Verfügung, deren Wirkungsweise ich vor allem für die Leserinnen erklären möchte, die eine entsprechende Therapie benötigen.

ACE-Hemmer hemmen das Protein (*Enzym*), das die Umwandlung des inaktiven Hormons (Angiotensin I) in seine aktive und damit blutdruckerhöhende Version (Angiotensin II) veranlasst. So wird weniger von dem aktivierten Hormon gebildet und damit ein blutdrucksenkender Effekt erzielt.

Betablocker binden sich im Körper an die Beta-*Rezeptoren* (Rezeptoren sind »Andock«-Stellen für Botenstoffe, die nach dem Andocken eine bestimmte Wirkung in den entsprechenden Zellen hervorrufen) und blockieren diese. Stresshormone wie das Adrenalin können sich so nicht mehr an die Rezeptoren anheften und nicht mehr den Blutdruck anheben, wie es bei Stress eigentlich geschieht. Die Wirkung ist unter anderem eine reduzierte Herzfrequenz und ein abgesenkter Blutdruck.

Diuretika, die auch als Wasser-Tabletten bezeichnet werden, entziehen dem Blut Wasser, das über die Nieren und die Blase ausgeschieden wird. Dadurch verringert sich das Volumen des Blutes. Wie bei einem Gartenschlauch, in dem weniger Wasser fließt, wodurch das Wasser vorne mit geringerem

Druck herauskommt, bewirkt diese Reduktion des Blutvolumens eine Senkung des Blutdrucks.

Kalzium-Antagonisten sorgen für ein Weiterwerden der Gefäße; dadurch kann sich das Blut besser verteilen, was den Druck vermindert. Bei der komplexen Wirkung spielt das Blockieren von Kalzium in den Muskelzellen der Gefäße eine Rolle.

Nitrate bewirken das Freisetzen von gefäßerweiternden Botenstoffen und führen somit, ähnlich wie die Kalzium-Antagonisten, zu einer Erweiterung der Gefäße und damit zu einer Blutansammlung in peripheren Bereichen und damit einer Blutdrucksenkung.

Sartane sind eine Weiterentwicklung der *ACE-Hemmer* (siehe oben) und blockieren den Rezeptor, also die Bindungsstelle, an der das Hormon Angiotensin II anheftet und normalerweise seine blutdruckerhöhende Wirkung entfalten kann. Durch das Blockieren des Rezeptors wird der Effekt reduziert und der Blutdruck gesenkt.

Je nach Bedarf und Verträglichkeit können diese Wirkstoffe auch in einer Tablette kombiniert werden; das macht die Einnahme bequemer und zuverlässiger. Wichtig ist vor allem zu Beginn der Therapie, dass der Blutdruck nicht zu schnell gesenkt wird, da der Körper oft über Jahre an einen hohen Blutdruck und an viel »Power« gewöhnt war. Ein niedrigerer Blutdruck schont zwar die Organe, aber viele Patientinnen klagen zunächst über Antriebslosigkeit und Schwäche. Der niedrige Blutdruck muss vom Körper erst als normal und gut akzeptiert werden. Hier hilft nur Geduld, körperliches Training und ein vorsichtiges und schrittweises »Herantasten«

und Steigern der Medikation bis zum Erreichen der optimalen Dosierung.

Im Alter lässt die Beweglichkeit und Dehnbarkeit der Blutgefäße oft nach, was zu einem höheren Blutdruck führt. Ein »junges« Blutgefäß können Sie sich wie einen runden Luftballon vorstellen: Es ist relativ leicht, Luft hineinzublasen, und die Luft kommt nach dem Öffnen gleichmäßig mit gutem Druck heraus. Übertragen auf das Gefäß bedeutet das: Die Wand kann sich bei Bedarf leicht dehnen, also weit stellen, und danach in die Ausgangsweite zurückgehen (eng stellen), um einen gleichmäßigen Druck des fließenden Blutes sicherzustellen. Verliert das Gefäß altersbedingt an Dehnbarkeit, ist es eher wie ein länglicher Luftballon, den Kinder meistens nicht mögen. Seine Hülle ist so steif, dass er mit deutlich größerer Kraft und Anstrengung aufgeblasen werden muss; und nach dem Öffnen wird die Luft geradezu herausgeschleudert. Zurück zum Blutgefäß: Bei nachlassender Dehnbarkeit entsteht deutlich mehr Druck im System.

Bei Frauen schützen die Geschlechtshormone – vor allem das Östrogen – die Gefäßwände zunächst vor der Versteifung. Aber nach den Wechseljahren entfällt dieser Schutz.

Gerade bei jüngeren Menschen kann zu hoher Blutdruck auch andere Gründe haben. Daher sollte jeder neu erkannten Blutdruckerhöhung ärztlich auf den Grund gegangen werden. Mögliche Ursachen sind zum Beispiel Nebenwirkungen der »Pille«; die Einnahme von Substanzen zum Muskelaufbau (Anabolika) durch Menschen, die Krafttraining machen; Drogen wie Kokain oder Amphetamine, die zu einer Engstellung der Gefäße und damit zu hohen und gefährlichen Blutdruckentgleisungen führen können; außerdem verschiedene hormonelle oder Tumor-Erkrankungen. Als Sonderform gibt es eine Blutdruck-Erhöhung, die zwar zeitlich auf die Dauer einer Schwangerschaft begrenzt ist, die aber das Risiko für dauerhaft zu hohe Blutdruckwerte auch in vergleichsweise jungen Jahren stark erhöht.

Die meisten Menschen spüren einen erhöhten Blutdruck erst dann, wenn er schon sehr gravierend ist, also Werte über 180–200 mmHg (systolisch; »oberer Wert«) auftreten. Dann ist häufig das Herz (mit Druck in der Brust oder Luftknappheit) oder das Gehirn (mit Kopfschmerzen oder Schwindel) beeinträchtigt. Aber auch ein milderer Bluthochdruck wird vor allem von Frauen bisweilen als unangenehm wahrgenommen. Sie berichten dann von einer inneren Unruhe, von Hitzewallungen und Müdigkeit und einem insgesamt »unguten Körpergefühl«. Diese Beschwerden dürfen nicht als Wechseljahrsbeschwerden oder als »emotionale Störungen« fehlgedeutet werden.

Eine große Studie hat gezeigt, dass regelmäßige Blutdruckmessungen bei Patientinnen zwar dann zuverlässig erfolgen, wenn ein hoher Blutdruck bereits bekannt ist. Bei Vorsorge-Untersuchungen hingegen scheint es von der individuellen Aufmerksamkeit der Ärztin oder des Arztes abzuhängen, ob auf einen veränderten, zu hohen Blutdruck geprüft wird. Das bedeutet: Sobald eine Frau als krank wahrgenommen ist, wird sie auch behandelt. Aber die Suche nach Krankheiten wie einem Bluthochdruck bei scheinbar gesunden Frauen wird weniger intensiv durchgeführt und weist teilweise gravierende Lücken der Versorgung auf. So können Patientinnen zu Schaden kommen und gegebenenfalls früher sterben.

Im Rauch, den Aktiv- und Passivraucher einatmen, sind unzählige Stoffe, die in der Lunge und im ganzen Körper chronische Entzündungen auslösen, was Lungenkrebs und die Entstehung von Herz-Kreislauf-Erkrankungen begünstigt. Und obwohl den allermeisten Menschen bekannt ist, dass es schädlich ist, rauchen noch immer etwa 20 Prozent aller Frauen und Männer. Dabei erhöht schon das Rauchen einer einzigen Zigarette am Tag das Risiko für Herzerkrankungen – und ebenso das Passivrauchen.

Wie viel schädlicher das Rauchen im Vergleich zu anderen Belastungen der Atemluft ist, ist den meisten allerdings nicht bewusst. Ein älterer Kollege, ebenfalls Kardiologe, erzählte mir einmal von einem Erlebnis, das ihm diese Unklarheit vor Augen führte. Er war damals, in den 1990ern, in einer Umweltgruppe aktiv, und bei einem Treffen wurden aufgeregt die kürzlich veröffentlichten Abgaswerte an bestimmten verkehrsreichen Straßen seiner Heimatstadt diskutiert. Irgendwann wurde die Diskussion unterbrochen, weil ein Teil der Aktivisten eine Raucherpause brauchte. Als sie wieder reinkamen, sagte mein Kollege: »Die Umweltverschmutzung an der Brunnenstraße ist ohne Zweifel schlimm und bedenklich, und wir müssen etwas dagegen unternehmen. Aber um mal die Größenordnungen klarzustellen: Wer zehn Jahre an dieser Straße lebt, tut seiner Lunge weitaus weniger an als ihr, wenn ihr fünf Zigaretten am Tag raucht. Eure Schädigung ist um ein Vielfaches höher.« Die betretene Reaktion zeigte ihm, dass den meisten nicht annähernd klar war, wie massiv die Selbstschädigung ihrer Gesundheit durch das Rauchen war.

Ein Großteil der Gefäßverkalkungen bei Frauen unter 60 Jahren kann auf das Rauchen zurückgeführt werden. 70 Prozent der Raucherinnen haben eine krankhafte Veränderung des Herz-Kreislauf-Systems; bei Rauchern sind es »nur« etwa 40 Prozent. Die Folge der Schädigung sind allzu oft Herzinfarkte, Schlaganfälle oder gravierende Durchblutungsstörungen der Arme und Beine. Gegen das Rauchen kommt auch der eigentlich vorhandene Schutz durch die weiblichen Geschlechtshormone nicht an. Übrigens setzen die Wechseljahre bei rauchenden Frauen interessanterweise einige Jahre früher ein, sodass dieser schützende Effekt des Östrogens noch weiter reduziert wird. Die abschreckenden Bilder auf den Zigarettenschachteln, die auf die bekannten Folgen des Rauchens hinweisen, sowie das Werbeverbot in Kinos und Zeitschriften hatten einen positiven Effekt. Und seit das Rauchen in Gaststätten, am Arbeitsplatz und in den meisten öffentlichen Gebäuden verboten ist und auch im privaten Bereich endlich mehr Rücksicht genommen wird, sind auch bei den Nichtrauchern und -raucherinnen die Krebserkrankungen und Herzinfarkte merklich zurückgegangen. Trotzdem greifen immer noch zu viele Menschen zu Zigaretten und akzeptieren sehenden Auges die krankmachenden Folgen für sich und andere. Groteskerweise gilt dies sogar für Ärztinnen und Ärzte und das Pflegepersonal.

Die gute Nachricht für alle Langzeit-Raucher, die glauben, jetzt bringe es auch nichts mehr, aufzuhören: Wer es schafft, sich das Rauchen abzugewöhnen, steigert seine Lebenserwartung unabhängig davon, wie alt er bereits ist, wie viel vorher geraucht wurde und welche weiteren Risikofaktoren zusätzlich vorliegen. Und auch die Lebensqualität steigt: Das Treppensteigen wird leichter, die morgendlichen Hustenanfälle hören auf, der Haut geht es besser, und Nichtraucher meiden einen nicht mehr wegen des Geruchs aus dem Mund und in der Kleidung (den man übrigens sehr bald selbst als eklig empfindet).

Vor allem Raucherinnen argumentieren häufig, sie könnten oder wollten nicht mit dem Rauchen aufhören, weil sie sonst zunähmen, was ja auch schlecht für die Gesundheit sei. Diesem Irrtum treten die Empfehlungen der Europäischen Herzgesellschaft aus dem Jahr 2021 glasklar entgegen: Ein Verzicht auf Zigaretten ist auch bei einer möglicherweise folgenden Gewichtszunahme immer anzustreben. Der Vorteil eines Nikotinstopps überwiegt alle denkbaren Nachteile einer Gewichtszunahme. Und es lässt sich für jede Persönlichkeit und jede Versuchs- und Frustrations-Stufe ein erfolgreiches Konzept zur Rauch-Entwöhnung finden.

4d Übergewicht und Ernährung

Ein weiterer Risikofaktor, das Übergewicht, ist eine Zivilisationskrankheit. Als Maßstab für das Gewicht wird meistens der *Body-Mass-Index (BMI)* verwendet, der anhand des Gewichtes und der Körpergröße berechnet wird. Bei einer Person, die 85 kg wiegt und 1,88 m groß ist, wäre die Formel:

$$\frac{85}{1{,}88 \times 1{,}88} = 24{,}0.$$

Ein *Body-Mass-Index* von 19 bis 25 gilt als normal, bei einem BMI über 25 beginnt das »Übergewicht«, ab einem BMI von 30 wird von »Fettleibigkeit« (Adipositas) gesprochen. Der Ansatz weist aber Schwächen auf, da beim Gewicht nicht zwischen antrainierter Muskelmasse und Fettgewebe unterschieden wird. Es gibt viele gut trainierte Sportler und Sportlerinnen, die einen Body-Mass-Index über 25 haben, ohne dass von einem Übergewicht zu sprechen wäre.

Wir können uns heute sehr leicht mit Nahrungsmitteln versorgen – durch einen Gang in den Supermarkt oder inzwischen sogar durch eine Lieferung nach Hause. Häufig sind die kalorienreichsten Lebensmittel sogar unter den preiswertesten. Und zum Überfluss des Nahrungsangebots kommt, dass wir oft eine sitzende Tätigkeit am Computer ausüben, uns im Auto fortbewegen und so weiter. Wir verbrauchen also wenig Energie und nehmen mehr Kalorien auf als frühere Generationen. Das Ergebnis ist eine kollektive Gewichtszunahme. Vor gut 40 Jahren lagen die durchschnittlichen BMI-Werte in Deutschlang etwa im Bereich der Grenze zum Übergewicht: Im Jahr 1980 hatten Frauen im Schnitt einen BMI von 24,7, bei Männern waren es 25,5. Daten aus dem Jahr 2020 zeigen, dass inzwischen 46,6 Prozent aller Frauen und 60,5 Prozent aller Männer zu schwer sind, wobei die Häufigkeit mit dem Alter und mit prekären Lebensumständen zunimmt.

Mit den Wechseljahren erfolgt bei der Frau, wie erwähnt, eine Umverteilung der Fettmasse. Davor liegt das Fettgewebe vor allem im Hüftbereich, dann nimmt es am Bauch zu. Dieses Bauchfett bildet Substanzen und Hormone, die Entzündungen fördern und damit das Risiko einer Zuckerkrankheit, eines Bluthochdrucks oder einer anderen Herz-Kreislauf-Erkrankung erhöhen.

Für eine Gewichtsabnahme ist eine richtige Dosierung zwischen körperlicher Aktivität und Nahrungsaufnahme erforderlich. Erschwert wird dies auf der einen Seite durch einen Arbeitsalltag, der zu wenig Zeit lässt für eine geregelte Ernährung, also das Besorgen, Zubereiten und Genießen gesunder und nachhaltiger Mahlzeiten. Wegen der vielfach immer noch bestehenden Mehrfachbelastung mit Beruf, Familie und Haushalt trifft der Mangel an Pausenzeiten Frauen stärker als Männer. Die Nahrungsmittelindustrie bietet scheinbar einfache Lösungen, indem sie mit schnellem, überall erhältlichem und meist zucker-, salz- und fettreichem Essen lockt.

Auf der anderen Seite behindern die häufig mit Übergewicht einhergehenden Gelenkbeschwerden oder die fehlende Kondition im Alter häufig ein ausgefeiltes und fettverbrennendes Training. Die *kardiologischen* Fachgesellschaften empfehlen fünf bis sieben Mal pro Woche eine körperliche Aktivität, die die Herzfrequenz beschleunigt. Aber auch jede kleinere oder seltenere Trainingseinheit ist ein Schritt in die richtige Richtung. (Übrigens verlieren Männer im Rahmen von Abnehmprogrammen häufig mehr Gewicht als Frauen. Manchmal ist es also die Natur selbst, die ungerecht ist …)

Seit Kinder sich nicht mehr selbstverständlich draußen austoben, ist ein frühes Heranführen an das Thema Bewegung und bewusstes Essen besonders wichtig. Gewohnheiten, die im Schulalter eingeübt werden, sind besonders nachhaltig und wirkungsvoll.

Für eine inhaltlich und mengenmäßig bewusste Ernährung gibt es internationale Empfehlungen: viel Gemüse, Obst und Ballaststoffe, wenig Kohlenhydrate und Fette. Der Fleisch- und Fisch-Konsum geht aus Nachhaltigkeits- und Klima-Gründen zurück. Wer weiter gerne Tiere isst, sollte aus medizinischer Sicht vor allem zu Fisch und Geflügel greifen und wenig rotes Fleisch konsumieren, also Rind, Kalb, Lamm und Schwein.

Aus dem Wunsch nach einer optimierten Gesundheit greifen immer mehr Menschen zu Nahrungs-Ergänzungsmitteln wie Vitamin- und Mineralien-Präparaten, die aber nicht uneingeschränkt empfehlenswert sind. Für diese Substanzen konnte in einer großen Vergleichsstudie kein Vorteil für das Herz nachgewiesen werden. Es gibt aber durchaus das Risiko einer schädlichen Überdosierung; daher sollte eine Einnahme immer mit dem Arzt besprochen werden. Eine Zeit lang war die Einnahme von Fischölkapseln beliebt – verbunden mit der Hoffnung auf einen schützenden Effekt für das Herz-Kreislauf-System. Bisher konnte aber in keiner ernsthaften Untersuchung ein wesentlicher Vorteil gezeigt werden. Aus medizinischer Sicht hat die Einnahme also keinen Sinn.

Auf die meisten Süßigkeiten sollte aufgrund der sehr hohen Menge an Industriezucker und auch Salz weitgehend verzichtet werden. Dunkle, hochwertige Schokolade hat aber, in Maßen genossen, einen positiven Effekt auf das Herz-Kreislauf-System. In einer großen Vergleichsstudie über die Wirkung beziehungsweise den Schaden von Schokoladenverzehr konnte gezeigt werden, dass der Konsum einer Tafel Schokolade (unabhängig von der Farbe) pro Woche unschädlich ist.

Bleibt die Frage, wie wir mit Alkohol verfahren sollten. Aus medizinischer Sicht gibt es keinen Grund, Alkohol zu empfehlen; dafür sind die Gefahren einer Suchterkrankung mit möglichen Leberschädigungen oder einer Verletzung durch Stürze oder Unfälle nach übermäßigem Konsum zu groß. Wer aus geschmacklichen oder geselligen Gründen nicht auf Alkohol verzichten will, sollte am ehesten das Bier weglassen. Weil es einen sehr hohen Gehalt an Stärke und damit an Zucker hat, kommt schnell eine ordentliche Kalorienmenge zusammen, ohne dass man die »Schwere« dieser »Extramahlzeit« spürt.

Würde man nur auf den Zuckeranteil schauen, wären Wein oder Sekt besser als Bier – und Gin, Rum oder Whisky sogar ideal, weil diese Spirituosen nahezu keine Kohlenhydrate enthalten. Insgesamt ist aber nicht nur der Zucker, sondern auch die Alkoholmenge zu beachten, und die ist bei »harten« Getränken natürlich deutlich höher als bei Bier oder Wein. Wichtig zu wissen: Frauen nehmen einen deutlich größeren Teil des Alkohols in die Blutbahn auf als Männer, sodass sowohl die Schädigung der Zellen und Organe als auch der Kontrollverlust schneller eintreten. Frauen sollten daher nicht mehr als 12 Gramm Alkohol pro Tag zu sich nehmen, das entspricht ungefähr einem kleinen Glas Wein. Bei Männern liegt die täglich »erlaubte« Menge bei nicht mehr als 24 Gramm Alkohol, also zwei kleinen Gläsern Bier.

In verschiedenen Studien fanden Wissenschaftlerinnen und Wissenschaftler heraus, dass ein Bestandteil des Rotweins einen Botenstoff im Körper aktiviert, der die Blutgefäße vor Verkalkung schützt. Aus kardiologischer Sicht sollte daher beim Wunsch nach einem alkoholischen Getränk am ehesten ein Glas Rotwein favorisiert werden.

4e Zuckerkrankheit (*Diabetes mellitus*)

Wenn wir Nahrung aufnehmen, wird diese durch das Kauen und durch komplexe Vorgänge im Magen und Darm zerkleinert und aufgespalten, bis die einzelnen Bestandteile in das Blut aufgenommen werden. Zucker ist ein wichtiger Energielieferant für alle Zellen. Gelangt Zucker ins Blut, veranlasst das die Bauchspeicheldrüse, das Hormon Insulin herzustellen und in den Körper abzugeben. Insulin ermöglicht die Aufnahme des Zuckers aus dem Blut in die Zellen – vor allem die des Fettgewebes, der Leber, der Muskeln und der Nerven. Interessanterweise ist die Zuckeraufnahme des Gehirns für dessen Energieversorgung so wichtig, dass sie dort auch ohne Insulin funktioniert. Ein erhöhter Blutzucker entsteht dann, wenn der Körper krankheitsbedingt nicht mehr ausreichend Insulin bilden kann oder dessen Wirkung beeinträchtigt ist und somit mehr Zucker im Blut verbleibt.

Eine weitere Wirkung von Insulin ist, dass es den Abbau von Fettgewebe hemmt. Bei reduzierter Wirkung oder einem Mangel von Insulin erhalten die Zellen zu wenig Zucker und dadurch zu wenig Energie und greifen in ihrer Not auf das körpereigene Fett zurück. In Zeiten der Nahrungsknappheit war das lebensbedrohlich, aber auch heute ist der Prozess schädlich für den Körper, auch wenn sich »Abbau von Fett« scheinbar gut anhört (»dünner werden«). Durch den Abbau gelangen viele Fettsäuren in das Blut, was zu einer gefährlichen Übersäuerung des Körpers führt.

Bei der Zuckerkrankheit, dem *Diabetes mellitus*, werden

grundsätzlich zwei Typen unterschieden. Bei Typ I kann die Bauchspeicheldrüse kein Insulin mehr bilden; er tritt häufig bereits im jugendlichen Alter auf. Typ II bedeutet, dass zu wenig Insulin gebildet wird oder dessen Wirkung durch fehlerhafte *Rezeptoren*, also Bindungsstellen, reduziert ist.

Frauen mit Diabetes Typ I haben ein doppelt so hohes Risiko wie Männer, im Laufe ihres Lebens ein schweres Herz-Kreislauf-Ereignis zu erleiden. Und das Risiko für einen tödlichen Verlauf dieses Ereignisses ist um 40 Prozent höher. Diese Frauen benötigen demnach eine besondere Aufklärung darüber, wie elementar eine optimale Einstellung ihres Blutzuckers für das weitere Leben ist, und eine besondere Fürsorge durch die behandelnden Ärztinnen und Ärzte.

Die Sonderform eines zeitlich begrenzten Schwangerschafts-Diabetes, wie er bei etwa 5 bis 10 Prozent aller Mütter auftritt, ist ein wichtiger Risikofaktor für das Auftreten einer anhaltenden Zuckererkrankung im späteren Verlauf des Lebens.

Der Typ II, häufig auch Altersdiabetes genannt, kann neben einer erblichen Veranlagung vor allem durch Übergewicht und Bewegungsmangel entstehen. Patienten und Patientinnen mit einer Zuckererkrankung haben daher häufig auch andere Risikofaktoren für das Herz-Kreislauf-System. Erschwerend kommt oft hinzu, dass der konstant hohe Blutzucker auch die Nerven schädigt, sodass ein Schmerz des Herzens häufig nicht mehr richtig wahrgenommen und zugeordnet werden kann. Ich habe schon viele Diabetiker behandelt, die einen Herzinfarkt hatten, die Schmerzen aber kaum bemerkten, sondern allenfalls eine unspezifische Luftknappheit und Unwohlsein. So jemand wählt viel zu spät oder gar nicht die 112. Die tragische, erst später erkannte Folge war ein geschädigtes Herz mit oft nicht mehr zu reparierenden Herzkranzgefäßen und Herzmuskel-Schädigungen.

Durch den erhöhten Blutzucker und auch durch einen erhöhten Blutdruck nimmt die Steifheit der Blutgefäße zu, sodass das Herz schlechter durchblutet wird. Auch bei diesem Prozess »überholen« Frauen die Männer nach den Wechseljahren. Zusätzlich verliert der Herzmuskel bei Diabetikern im Laufe der Jahre an Dehnbarkeit. Dies führt bei Frauen besonders häufig zu einer Herzschwäche (siehe Kapitel 2c), die trotz guter Pumpfunktion mit einer deutlichen Beeinträchtigung der Belastbarkeit einhergeht. Frauen verlieren durch den Diabetes mehr Lebenszeit als Männer, wobei die höhere Sterberate vor allem durch Gefäßkomplikationen und einen Anstieg des Blutdrucks bedingt ist. Dem können Ärztinnen und Ärzte nur durch gute Aufklärung, die richtige Therapie und engmaschige Kontrollen entgegenwirken.

5 EKG, Blutbild & Co.: Gibt es Unterschiede zwischen den Geschlechtern?

Angesichts der Skepsis (manchmal sogar Ignoranz) vieler Mediziner gegenüber dem Konzept der gendersensiblen Medizin ist es nicht verwunderlich, dass es kaum geschlechtsspezifische Daten und Grenzwerte für die verschiedenen kardiologischen Untersuchungsmethoden gibt. Aber Frauen sind nun mal keine kleinen Männer, genauso wie Kinder keine kleinen Erwachsenen sind. Für jede dieser Gruppen bedarf es einer spezialisierten Herangehensweise, um die angemessene Untersuchungsmethode, die korrekte Diagnose und die passende Therapie zu finden.

5a **Auswertung des EKG (*Elektrokardiogramm*)**

Die bekannteste Untersuchungsmethode in der Kardiologie und in den meisten Hausarztpraxen ist sicher das EKG (*Elektrokardiogramm*). Die im Kapitel 1 und in der Abbildung 4 erklärten elektrischen Ströme, die über den Herzmuskel wandern und so die *Kontraktion*, also das Zusammenziehen des Herzens bewirken, können mit dieser Technik dargestellt werden. Die verschiedenen Kurven, Zacken und Strecken-Intervalle im EKG werden mit Buchstaben von P bis T beschrieben und können unterschiedlichen Herz-Aktionen beziehungsweise unterschiedlichen Herz-Bereichen zugeordnet werden (siehe Abbildung 7).

Die großen Vorteile dieser Untersuchungsmethode sind die billige, überall verfügbare und transportable Technik und die einfache Anwendbarkeit. Um ein EKG abzuleiten, werden Elektroden an fest definierten Bereichen des Brustkorbs und der Arme und Beine aufgeklebt. Die Europäischen EKG-Empfehlungen schreiben für Patientinnen eine korrekte Anlage dieser Elektroden direkt unterhalb der weiblichen Brust vor. So heißt es dort: »Die Brust sollte mit flacher Hand angehoben und vier Elektroden sorgfältig und vorsichtig im leichten Bogen darunter angebracht werden.« Eine Studie bezüglich der täglichen EKG-Routine in verschiedenen Krankenhäusern hat aber gezeigt, dass nur die Hälfte des medizinischen Personals die Elektroden richtig anbringt. Diese schlechte Quote wird möglicherweise dadurch mitverursacht, dass 52 Prozent der befragten Frauen (nicht aufgeklärt über die Bedeutung einer richtigen Anbringung der Elektroden) eine Positionierung *auf* der Brust favorisieren. Nur 10 Prozent wünschen die (korrekte) Anbringung unterhalb der Brust. Ein optimal geschriebenes EKG ist aber enorm wichtig, weil ein EKG unterschiedliche Kurven produziert, je nachdem, wo gemessen wurde. Für eine kontinuierliche Beobachtung der Herztätigkeit, wie Hausarztpraxen sie bei ihren Patienten oft über Jahre oder sogar Jahrzehnte praktizieren, braucht es die Vergleichbarkeit der EKGs von verschiedenen Zeitpunkten.

Sonst kann es vorkommen, dass Veränderungen der Kurven, die nur der falschen Positionierung der Elektroden geschuldet sind, als Ausdruck einer Erkrankung gedeutet und der Patientin weitere, eigentlich nicht erforderliche Untersuchungen angeraten und zugemutet werden. Noch schlimmer ist natürlich der umgekehrte Fall, in dem wegen falschen Anlegens der Elektroden tatsächliche krankhafte Veränderungen nicht aufgezeichnet und erkannt werden und Frauen zu späte oder gar keine Hilfe erhalten.

Für alle Buchstaben und Buchstaben-Intervalle gibt es Normalwerte bezüglich der Dauer und auch bezüglich der Amplitude, also der Höhe beziehungsweise der Tiefe der Zacken. Diese Normalwerte wurden ursprünglich anhand einer großen Gruppe von normalgewichtigen Männern definiert. Die unterschiedlichen Formen des Brustkorbs bei Männern und Frauen und die unterschiedlichen Größen der weiblichen Brust fanden daher lange keine Berücksichtigung. Erst 2018 wurde eine Studie veröffentlicht, die Patienten und Patientinnen unterschiedlichen Alters und Geschlechts und unterschiedlicher Herkunft miteinander verglich. Seitdem ist bekannt, dass es bei der ersten Welle im EKG, dem P, keine geschlechtsspezifischen Unterschiede gibt. Aber der QRS-Komplex dauert bei Männern anfangs länger und nimmt mit dem Alter ab, während er bei Frauen von Anfang an niedriger und altersunabhängig stabil ist. Umgekehrt dauert das QT-Intervall bei Frauen länger als bei Männern – und die Länge ist vom Stand des Menstruationszyklus beziehungsweise vom Level des weiblichen Geschlechtshormons Progesteron abhängig. Das passt zu der Tatsache, dass viele Patientinnen

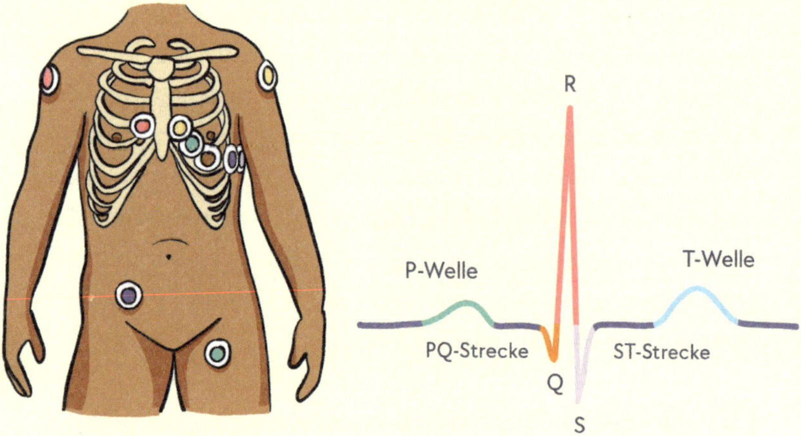

ABBILDUNG 7

Ein *Elektrokardiogramm* (EKG) stellt grafisch den elektrischen Strom dar, der über das Herz wandert und das Zusammenziehen des Herzmuskels bewirkt.

Links: Zur Ableitung des EKGs werden insgesamt zehn Elektroden an fest definierten Positionen des Brustkorbes und der Arme und Beine (den *Extremitäten*) angebracht.

Rechts: Die einzelnen Kurven, Zacken und Strecken werden mit Buchstaben von P bis T beschrieben und können mit unterschiedlichen Werten für die zeitliche Länge und die Amplitude (die maximale Höhe und Tiefe) bestimmten Bereichen des Herzens und bestimmten Aktionen zugeordnet werden. Während der P-Welle ziehen sich die Vorkammern des Herzens zusammen, das Blut wird so in die Hauptkammern gepumpt. Während der PQ-Strecke erfolgt die Überleitung des Stroms auf die Hauptkammern. Der QRS-Komplex steht für das Zusammenziehen der Hauptkammern; das Blut wird dann in den Körper beziehungsweise in die Lunge geleitet. Während der ST-Strecke erfolgt die Rückbildung der elektrischen Erregung in den Hauptkammern, während der T-Welle erfolgt die Entspannungsphase des Herzens, bevor der nächste Strom fließt und die nächste Herz-Aktion startet.

vor allem in der zweiten Hälfte ihrer Periode Rhythmusstörungen spüren. Auch die ST-Strecke nach dem QRS-Komplex zeigt relevante Unterschiede – bei Männern liegt sie weiter über der Null-Linie als bei Frauen. Dieser Unterschied spielt eine entscheidende Rolle beim Erkennen eines sogenannten *ST-Strecken-Hebungs-Herzinfarkts*, der laut internationaler Empfehlung sofort per Krankenhauseinweisung und direkter Herzkatheter-Untersuchung behandelt werden muss.

In den Europäischen Empfehlungen steht eindeutig, dass bei Männern ein ST-Strecken-Hebungs-Herzinfarkt zu diagnostizieren ist, wenn die ST-Strecke im EKG 2 mm (bis zum 40. Lebensjahr sogar erst 2,5 mm) über der Null-Linie liegt, während diese Diagnose bei Frauen bereits ab 1,5 mm zu stellen ist. Vielen Ärzten und Ärztinnen ist dieser Unterschied aber nicht bewusst. Immer wieder wird von einem Einheits-Grenzwert von 2 mm gesprochen. Dies hat zur Folge, dass EKGs von Frauen in vielen Fällen falsch interpretiert werden. Haben Patientinnen einen Herzinfarkt und einen krankhaften Anstieg dieser ST-Strecke auf zum Beispiel 1,7 mm, erreichen sie die (ich muss es noch einmal schreiben: nicht korrekte!) 2-mm-Marke nicht. Dann wird in vielen Fällen die Diagnose *ST-Strecken-Hebungs-Herzinfarkt* nicht gestellt und erst einmal abgewartet. Mit schlimmen Folgen: Die lebenswichtige Herzkatheter-Untersuchung wird den Patientinnen dann aus ärztlicher Unwissenheit nicht angeboten; ein unnötiger Schaden am Herzen und sogar Todesfälle sind möglich.

Auch das Belastungs-EKG, bei dem durch die Gabe eines kreislaufstimulierenden Medikaments oder durch Fahrradfahren das Herz aktiviert und die Herzfrequenz und der

Blutdruck gesteigert werden, wird oft nicht korrekt, also geschlechtssensibel ausgewertet. Wo die Unzuverlässigkeit des EKGs nicht im Bewusstsein ist, führt zahlreichen Studien zufolge bei einem Fünftel oder sogar einem Viertel der Belastungs-EKGs ein vermeintlich auffälliger Befund zu weiteren Untersuchungen und eventuell einer Herzkatheter-Untersuchung, obwohl eigentlich keine Veränderung der Herzkranzgefäße vorliegt. Oder das Belastungs-EKG zeigt fälschlich einen normalen Befund, obwohl eigentlich eine relevante Verengung der Herzgefäße vorhanden ist.

Das EKG ist ein verbreitetes und gutes »Werkzeug« – aber bei Frauen kann damit auch viel falsch gemacht werden. Erneut ein wichtiger Grund für eine bessere Ausbildung, Schulung und Aufklärung des medizinischen Personals bezüglich einer geschlechtssensiblen Kardiologie!

5b Bestimmung von Labor-Werten

In der Labormedizin haben sich dankenswerterweise vielfach schon geschlechtsspezifische Normalwerte durchgesetzt, wenn ein Blutbild gemacht wird, also die einzelnen Bestandteile des Bluts aufgeschlüsselt werden. So wurde zum Beispiel für das Hämoglobin, das als eisenhaltiger Protein-Komplex der roten Blutkörperchen für den Sauerstofftransport verantwortlich ist, für Männer ein Normalwert zwischen 14–18 g/dl festgelegt, für Frauen hingegen 12–16 g/dl. Der Grund für die niedrigeren weiblichen Normalwerte ist die

Monatsblutung, durch die immer wieder Blut und damit Eisen verlorengeht.

Leider werden die unterschiedlichen Grenzwerte für wichtige herzspezifische Faktoren wie zum Beispiel das kardiale Troponin oft nicht beachtet. Troponin ist ein Protein, das in den Herzmuskelzellen vorkommt und bei einer Schädigung des Herzmuskels, zum Beispiel bei einem Herzinfarkt, vermehrt ins Blut abgegeben wird, wo man den Anstieg messen kann. Wenn jemand mit typischen Beschwerdesymptomen im Brustraum in die Notaufnahme kommt, muss laut internationalen Empfehlungen zeitnah ein EKG geschrieben und der Troponinwert im Blut bestimmt werden. Ist er unauffällig und bestätigt sich das bei einer Kontrolluntersuchung eine Stunde später, kann eine kardiale Ursache der Beschwerden mit ausreichend hoher Wahrscheinlichkeit ausgeschlossen und die Patientin oder der Patient wieder nach Hause entlassen werden. Nun gibt es zwar geschlechtsspezifische Grenzwerte – aber häufig orientiert man sich geschlechterübergreifend an der Mitte zwischen beiden Werten. Dass das problematisch ist, will ich an einem einfachen Beispiel zeigen: Firma A gibt den männlichen Grenzwert mit 57 pg/ml und den weiblichen Grenzwert mit 37 pg/ml an. Aber bei der standardisierten Auswertung der Laborergebnisse werden 47 pg/ml angesetzt, also der Mittelwert. Dadurch wird der männliche Patient in der Notaufnahme 10 Punkte zu früh als auffällig und »möglicher Herzinfarkt« dargestellt, die Patientin hingegen 10 Punkte zu spät. Bei ihr müsste schon ab 37 pg/ml ein Herzinfarkt in Betracht gezogen werden, beim Mann hingegen erst ab 57 pg/ml. Allgemein wird diese Benachteiligung als nicht wesentlich betrachtet, weil ein Herzinfarkt meistens mit Troponin-Werten von mehreren 100 pg/ml einhergeht. Aber es geht ja um die möglichst frühzeitige Erkennung eines Herzinfarkt-Risikos. Und da schafft diese scheinbar harmlose Praxis der Mittelwertbildung erneut ein Ungleichgewicht zulasten von Frauen. In unserem Frauenherz-Zentrum haben wir bereits vor Jahren auf geschlechtsspezifische Troponin-Grenzwerte umgestellt. Dass dies eine gute und wichtige Entscheidung war, zeigt sich immer wieder. Kürzlich ergab eine Studie mit über 1100 Patienten und Patientinnen mit akuten Brustschmerzen, dass durch die Verwendung eines geschlechtsspezifischen Grenzwerts für das Troponin eine große Zahl von Frauen identifiziert werden kann, die ein erhöhtes Risiko für einen erneuten Herzinfarkt oder sogar den Tod haben. Diese Frauen wären bei Verwendung des (für sie zu hohen) Einheitswerts als gesund und nicht beobachtungswürdig nach Hause geschickt worden.

Und auch das »Negativbild« wurde in einer Studie bestätigt. Von 1600 Fällen, in denen mit einem Einheitswert für Troponin gearbeitet wurde, ließen sich nachträglich 21 Patientinnen ermitteln, die nicht als Herzinfarkt-Fall klassifiziert worden waren, bei denen aber bei Verwendung eines geschlechtsspezifischen Troponin-Grenzwerts sehr wohl ein relevantes Herzinfarkt-Risiko festgestellt worden wäre. Aus dieser Gruppe bekamen drei Frauen in den drei Monaten nach der Blutuntersuchung ein schweres Herz-Kreislauf-Ereignis. Damit ist in der Regel eine notfallmäßige Krankenhaus-Aufnahme mit Herzkatheter-Untersuchung, ein Herzinfarkt oder der Tod gemeint. Man kann annehmen, dass die drei Frauen bei Verwendung eines geschlechtsspezifischen Troponin-Werts keine schwere Erkrankung erlitten hätten, weil sie enger an ihre Ärzte angebunden und besser beobachtet und behandelt worden wären. Drei von 1600 Menschen wären durch eine einfache Umprogrammierung der Labor-Grenzwerte vor Schlimmerem bewahrt worden. Was spricht also dagegen, solche Grenzwerte regelhaft und durchgehend anzuwenden?

5c Bildgebungsverfahren

Durch von außen gewonnene Bilder kann man Verkalkungen in den Herzkranzgefäßen direkt darstellen (Koronar-CT) oder (per Herzultraschall) eine verminderte Bewegung des Herzmuskels feststellen, die ein indirekter Hinweis auf eine Verkalkung der Herzkranzgefäße und damit eine reduzierte Herzdurchblutung ist.

Zu den bildgebenden Verfahren möchte ich zunächst einige wichtige Begriffe erklären. So wird zum Beispiel immer wieder von einer zeitlichen und einer räumlichen Auflösung der Untersuchungsmethode gesprochen. Die zeitliche Auflösung gibt an, wie viele Bilder in einer bestimmten Zeiteinheit aufgenommen werden können. Schafft ein Verfahren zum Beispiel nur ein Bild pro Sekunde, kann ein Herz, das 60 Mal pro Minute schlägt und somit je 60 Mal pro Minute eine Füllungs- und eine Auswurf-Phase durchläuft, nicht ausreichend dargestellt werden. Verständlicher wird das, wenn man sich ein Auge vorstellt, das sich 60 Mal in der Minute schließt und wieder öffnet. Knipst man jetzt genau ein Foto pro Sekunde, ist das Auge auf jedem Foto geschlossen –

oder auf jedem Foto offen. Der jeweils andere Zustand wird gar nicht abgebildet. Es entsteht also der Eindruck, dass die fotografierte Person die Augen permanent offen oder permanent geschlossen hatte.

Die räumliche Auflösung hingegen gibt an, wie klein die einzelnen Bildpunkte (Pixel) einer Aufnahme sind. Schafft das Bild minimal nur einen Zentimeter, sieht das Bild eines Auges, um bei diesem Beispiel zu bleiben, sehr eckig aus, und die Wimpern wirken wie eine breite Lasche. Je feiner das Bild aufgelöst werden kann, desto klarer kommen die einzelnen Wimpern sowie kleine und kleinste Farbsprenkel des Auges zur Darstellung.

Bei den Bild-Verfahren werden auch die *Sensitivität* und die *Spezifität* angegeben. Beides misst die Zuverlässigkeit des Ergebnisses. Die Sensitivität, also die Empfindlichkeit eines Diagnoseverfahrens, gibt an, mit welcher Sicherheit ein kranker Mensch auch als krank erkannt wird. Die Spezifität gibt umgekehrt an, wie hoch der Anteil der wirklich Gesunden unter denen ist, die ein negatives Testergebnis haben, also wie sicher ein als gesund getesteter Mensch auch wirklich gesund ist.

Man kann das mit einem Bewegungsmelder vergleichen, der Einbrecher erkennen und durch einen Alarm vertreiben soll. Hat das Modell eine hohe Sensitivität, wird es sehr sicher jeden Eindringling erkennen, auch wenn er sich noch so vorsichtig und langsam bewegt. Ist die Spezifizität des Melders aber zugleich niedrig (»Ich reagiere auf jede Bewegung und nicht nur auf Zweibeiner«), wird er auch von einem sich im Wind bewegenden Ast ausgelöst und reißt alle Nachbarn aus dem Schlaf.

Wenden wir das Beispiel auf eine Brustkrebsuntersuchung an, können Frauen und Ärztinnen sicher sein, dass bei einer hohen Sensitivität alle Frauen mit Brustkrebs auch erkannt werden (ein ganz wichtiger Aspekt). Liegt zeitgleich eine niedrige Spezifität vor, wird dann aber leider auch vielen gesunden Frauen erst einmal die Diagnose »Brustkrebsverdacht« mitgeteilt, was Wochen der Angst mit zahlreichen weiteren Untersuchungen und Proben-Entnahmen bedeutet, bis der Fehler entdeckt und der Krebs ausgeschlossen ist. Und übertragen auf das Herz würde eine hohe Sensitivität und eine niedrige Spezifität bedeuten, dass viele Patientinnen und Patienten als krank angesehen und daher viele Herzkatheter-Untersuchungen geplant werden. Alle kranken Personen erhalten zuverlässig den für sie wichtigen Eingriff, aber auch viele Menschen, die diese Untersuchung eigentlich nicht benötigt hätten – mit den entsprechenden Nachteilen der emotionalen Belastung, möglicher Komplikationen während des Eingriffes und der finanziellen Belastung des Gesundheitssystems.

Ist auf der anderen Seite eine Methode sehr spezifisch, aber nicht sehr sensitiv, bedeutet das, dass zwar kaum ein gesunder Mensch als krank bezeichnet wird, dass aber viele kranke Menschen fälschlicherweise als gesund beschrieben werden. Menschen, die dringend eine Herzkatheter-Untersuchung brauchen, erhalten sie dann also nicht; dafür kommt kein unnötiger Einsatz der Herzkatheter vor. Aus dem Gesagten folgt, dass das Ziel beim Entwickeln einer Untersuchungsmethode immer ein möglichst hoher sensitiver und ein möglichst hoher spezifischer Wert sein muss.

Herzultraschall
(*Echokardiografie*)

Der Herzultraschall ist die am häufigsten angewandte bildgebende Diagnostik in der Kardiologie. Mit ihrer sehr guten räumlichen und zeitlichen Auflösung erlaubt sie, das pumpende Herz zu untersuchen und auch kleine Störungen zu erkennen. Weitere Vorteile sind die rasche Datenerhebung und Auswertung und der Verzicht auf Strahlenbelastung. Ein großer Pluspunkt ist die Mobilität. Wir sind nicht auf ein großes, fest installiertes Gerät wie zum Beispiel einen Computertomografen angewiesen, sondern können das relativ kleine Echokardiografie-Gerät auch in die Patientenzimmer bringen, um direkt vor Ort wichtige Aussagen zu treffen. Durch die Gabe eines speziellen Kontrastmittels kann nicht nur bei schlechten Schall-Bedingungen (zum Beispiel bedingt durch zu viel Fettgewebe in der Brust oder durch zu viel Luft infolge einer Lungenerkrankung) die Sichtbarkeit der Herzmuskel-Bewegung verbessert, sondern auch die Durchblutung des Herzmuskels dargestellt und untersucht werden. Dies ermöglicht in vielen Fällen Hinweise auf eine Verkalkung der Herzkranzgefäße.

Eine spezielle Untersuchungsmethode, die Strain-*Echokardiografie*, liefert noch genauere Daten über das Zusammenziehen des Herzmuskels in der Auswurf-Phase. »Strain« ist ein Parameter aus der Mechanik, der die Änderung einer Strecke angibt: Ein Strain von +50 % bedeutet, dass die Strecke um die Hälfte verlängert wurde, ein Strain von –10 % gibt an, dass die Strecke um 10 Prozent verkürzt ist. Der Herzmuskel verändert im Laufe einer Herz-Aktion seine Länge und Dicke, wobei er sich bei Frauen stärker zusammenzieht als bei Männern. Mit der Strain-Methode kann man seine Ausdehnung in den verschiedenen Phasen messen.

Wie im Kapitel 1 beschrieben, ist das weibliche Herz kleiner. Deshalb gelten in der *Echokardiografie* auch niedrigere Grenzwerte für Frauen, etwa bei der Wanddicke (9 mm statt 10 mm bei Männern) und der Muskelmasse (bis 95 g/m^2, bei Männern bis 115 g/m^2). Auch dem erwähnten stärkeren Zusammenziehen des weiblichen Herzmuskels in der Auswurf-Phase wird durch einen entsprechenden Grenzwert der Zusammenziehung Rechnung getragen: Bei Frauen ist eine Schrumpfung auf 54 bis 74 Prozent der Maximalgröße normal, bei Männern 52 bis 72 Prozent.

Allerdings hat es wenig Sinn, geschlechtsspezifische Werte zu erheben, solange die internationalen Empfehlungen nur »geschlechtsblinde« Einheitswerte ansetzen für eine Diagnose (zum Beispiel bezüglich der *Auswurffraktionen* bei der Einteilung der Herzschwächen; siehe Kapitel 2c) und für die Notwendigkeit einer bestimmten Therapie. So wird das Einsetzen eines speziellen Herzschrittmachers geschlechtsunabhängig bei einer Auswurffraktion von weniger als 35 Prozent empfohlen, was Frauen wie oben beschrieben benachteiligt.

Ein weiteres Beispiel: Wann wegen einer Undichtigkeit der Aortenklappe, also der »Trenn-Tür« zwischen Herz und Körper-Kreislauf, operiert wird, hängt ebenfalls vom Nachlassen der Auswurffraktion ab. Da Frauen einen höheren Normalwert der Auswurffraktion haben, wird bei ihnen also länger gewartet, bis der empfohlene Einheits-Grenzwert unterschritten ist und die undichte Aortenklappe operiert wird. Dasselbe Problem haben wir bei der gleichzeitig auftretenden krankhaften Ausdehnung der Hauptkammer, die ein Alarmsignal für eine baldige Operation ist. Bis die einheitlich vorgegebene Größe erreicht ist, dauert es bei Frauen länger, weil ihr Herz nun mal kleiner ist. Obwohl die relative, also prozentuale Vergrößerung längst genauso groß ist wie beim männlichen Patienten, oder sogar größer, müssen Frauen also eine längere Zeit mit der kranken Herzklappe aushalten und leiden. Und wenn endlich operiert wird, ist ihr Zustand oft schlechter als der der Männer.

Die Herzultraschall-Untersuchung kann mit verschiedenen weiteren Verfahren kombiniert werden. So kann zum Beispiel durch eine Belastungs-*Echokardiografie*, (auch »Stress-Echokardiografie« genannt) eine relevante Unterversorgung des Herzens mit Blut durch eine verengende Verkalkung der Herzkranzgefäße erkannt werden. Während der Untersuchung kann das Herz des Patienten oder der Patientin entweder durch Fahrradfahren auf einem Ergometer belastet werden oder ersatzweise durch die kontinuierliche Gabe eines Medikaments, das eine körperliche Aktivität simuliert und das Herz zu einem schnelleren und kräftigeren Schlagen anregt. So kann die Arbeit des Herzens in Ruhe und unter Belastung dargestellt und verglichen werden. Zeigt sich an einer Stelle unter Stress eine reduzierte Pumpkraft, kann in diesem Gebiet von einer schlechteren Durchblutung ausgegangen werden: Das Herz versucht, die Unterversorgung der betreffenden Region mit Blut und Sauerstoff durch eine reduzierte Arbeit zu kompensieren. (Man kann sich das vorstellen wie ein Unternehmen, in dem eine Abteilung einen besonders hohen Krankenstand hat, weshalb hier nur mit »halber Kraft« gearbeitet und nur das Allerdringendste erledigt wird.) Da die Herzbereiche, die durch die einzelnen Herzkranzgefäße versorgt werden, bekannt sind, kann durch dieses Untersuchungsverfahren bereits vor einem Herzkatheter recht gut bestimmt werden, in welchem Gefäß wahrscheinlich eine Verengung vorliegt. Je nach betroffenem Gebiet liegt die *Sensitivität*, ein krankes Gefäß auch als krank zu erkennen, bei 75 bis 85 Prozent. Die *Spezifität*, also die »Treffsicherheit« der Methode, wird meistens mit bis zu 90 Prozent angegeben.

Durch die Kombination mit einem Kontrastmittel kann als zusätzliche Information auch die Perfusion, also die Durchblutung des Herzmuskels, bei der Diagnosefindung berücksichtigt werden. Verteilt sich das Kontrastmittel unter Belastung und in Ruhe gleichmäßig schnell in allen Bereichen (gut zu erkennen durch ein »Weißwerden« der Abschnitte) oder gibt es Gebiete, in denen das Kontrastmittel nur verzögert oder nicht ankommt, sodass die Herzmuskel-Abschnitte auf dem Bild schwarz bleiben? Wenn im Ruhezustand die inneren Herzmuskel-Schichten schwarz bleiben, kann das auf eine – häufig bei Frauen vorkommende – gestörte Durchblutung der kleinsten Herzkranzgefäße hinweisen, also der *Mikrozirkulation* (siehe Abbildung 8 und Kapitel 2a). Das Kontrastmittel kommt dann nicht gleichmäßig schnell in allen Bereichen des Herzmuskels und vor allem nicht in den innersten Schichten an.

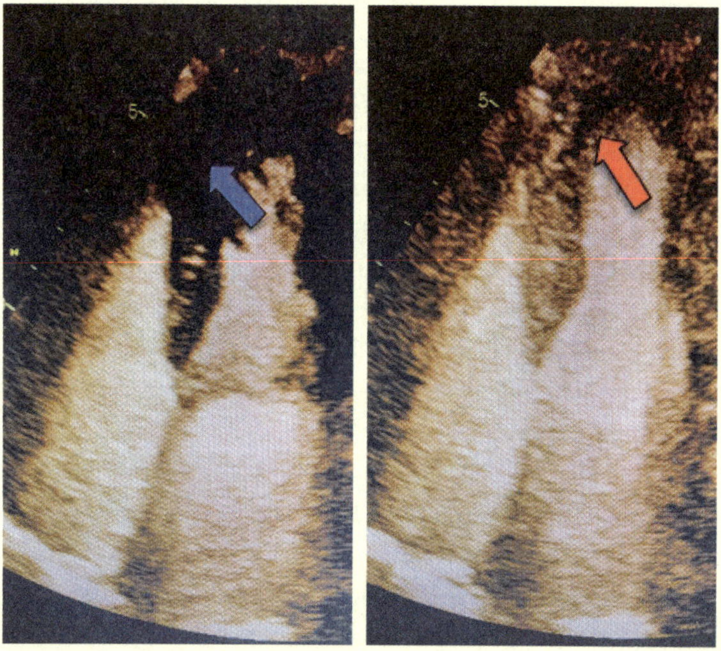

ABBILDUNG 8

Herzultraschall mit Kontrastmittel

Links: Nach Gabe eines Kontrastmittels gelangt dieses über die Venen in das rechte Herz und über die Lunge in das linke Herz. Alle vier Herzkammern färben sich nacheinander weiß. Der Herzmuskel (blauer Pfeil) ist noch nicht angefärbt und deshalb schwarz.

Rechts: Nach wenigen Schlägen gelangt das Kontrastmittel über den Blutfluss der Herzkranzgefäße auch in den Herzmuskel, der sich nun ebenfalls weiß färbt. Es bleibt jedoch ein kleiner schwarzer Streifen (roter Pfeil), der auf einen nicht optimal durchbluteten Bereich hinweist, also in diesem Fall eine gestörte Mikrozirkulation.

CT (*Computertomografie*)

Eine kleine sprachliche Beobachtung vorweg: Kurioserweise sagen alle »*das* CT« und »*das* MRT« – obwohl die Methode ja weiblich ist (die Tomografie) und die technische Einrichtung männlich (der Tomograf). Offenbar denken die meisten an *das* Gerät, wenn sie darüber sprechen. Ich schließe mich hier dem allgemeinen Sprachgebrauch an.

Eine Methode zum direkten Darstellen von Verkalkungen ist die Computertomografie der Herzkranzgefäße. Dafür wird man »in die Röhre« geschoben, die aber anders als beim MRT-Gerät nur etwas mehr als einen Meter tief ist, sodass man ein »offenes« Gefühl hat, wenn man drin liegt. Die *Sensitivität* und die *Spezifität* des CT liegen jeweils bei etwa 90 Prozent. Diese Untersuchung wird durch die Europäische Herz-Gesellschaft vor allem für die Personen empfohlen, bei denen noch keine koronare Herzerkrankung bekannt ist und die Wahrscheinlichkeit für eine relevante Verkalkung im niedrigen bis mittleren Bereich liegt. Durch die Computertomografie kann die Kalkmenge gemessen werden, die die Herzkranzgefäße auskleidet und gegebenenfalls verengt. Das Messergebnis, der »Kalk-Score«, ermöglicht eine Prognose darüber, mit welcher Wahrscheinlichkeit in den folgenden Jahren ein relevantes Herz-Kreislauf-Ereignis, also Herzinfarkt oder Tod, eintreten wird, wenn nicht eingegriffen wird. Inzwischen kann man mit dem CT – wie mit der Echokardiographie – auch die Durchblutung des Herzmuskels bestimmen und so bedrohlichen Engstellen in den Herzkranzgefäßen auf die Spur kommen.

Bei der CT-Aufnahme wird ein jodhaltiges Kontrastmittel verwendet, das in der Regel gut vertragen wird. Bei Schilddrüsen-Erkrankungen und/oder bekannter Jod-Allergie müssen aber vor der Untersuchung zum Schutz besondere Medikamente verabreicht werden.

Bei Frauen ist die direkte Darstellung der Herzkranzgefäße und möglicher Verkalkungen schwieriger als bei Männern. Zum einen bringt der schmalere Durchmesser der weiblichen Herzkranzgefäße die räumliche Auflösung des CT an ihre Grenzen. Zum anderen erschwert die höhere weibliche *Herzfrequenz* die Untersuchung, weil für die Aufnahme eines bestimmten Zeitpunkts der Herzaktion weniger Zeit zur Verfügung steht.

Wir Mediziner müssen die in dem CT gefundenen Veränderungen nicht nur beschreiben, sondern auch eine Entscheidung treffen: Ist eine Verkalkung der Herzkranzgefäße relevant oder nicht? Dies ist bei Patientinnen häufig schwieriger, weil Frauen einerseits eine geringere Verkalkung zeigen, andererseits aber manchmal bereits bei geringeren Verengungen über Beschwerden im Brustraum klagen. Insgesamt sind die Erfolgsraten dieser Untersuchungsmethode bei Frauen niedriger als bei Männern.

Ein wichtiger Aspekt der Computertomografie ist die verwendete Röntgenstrahlung. Ihre Stärke wird in der Medizin in MilliSievert (mSv) gemessen. Je nach Art der CT-Untersuchung liegt die Strahlenbelastung einer Patientin oder eines Patienten bei 2–10 mSv. Das ist deutlich mehr als die 0,1 mSv eines »normalen« Röntgenbilds der Lunge. Wichtig ist ein Blick auf unsere jährliche Belastung jenseits medizinischer Untersuchungen, die sich aus einer Grundstrahlung (je nach Aufenthaltsort und Untergrundgestein liegt der Durchschnittswert bei 2–3 mSv) und möglichen Flugreisen ergibt. (Ein Flug nach Tokyo und zurück wird mit ca. 0,05 mSv berechnet.) Natürlich sollte jede zusätzliche Strahlenbelastung nach Möglichkeit vermieden werden, aber ein CT wird nur angeordnet, wenn es medizinisch notwendig ist, der mögliche gesundheitliche Schaden bei einem Verzicht auf die Untersuchung also höher wäre als der durch die Strahlung. Wie in vielen Bereichen der Medizin gilt auch für die Strahlenbelastung: so viel wie nötig, aber so wenig wie möglich!

MRT (*Magnetresonanztomografie*)

Das MRT ist wie der Computertomograf ein röhrenförmiges Gerät, in das die Patienten hineingeschoben werden, wobei die Röhre einen großen Teil der Körperlänge umgibt, was das Gefühl eines recht engen geschlossenen Raums vermittelt – nicht für jeden angenehm. In der Wand dieser Röhre befinden sich elektrische Spulen, die ein pulsierendes Magnetfeld (bis zu 50 000-mal stärker als das Magnetfeld der Erde) erzeugen und so Atome des Körpers zu unterschiedlichen Schwingungszuständen anregen. Je nach Zusammensetzung des Gewebes können dadurch unterschiedliche Signale erkannt und in Bilder umgesetzt werden.

Ein großer Vorteil des MRT ist die Möglichkeit, ein sehr genaues Bild aus dem Inneren des Körpers zu bekommen, ohne Röntgenstrahlung einzusetzen. Allerdings ist die Untersuchung vor allem für Patientinnen und Patienten mit einer Angst vor engen Räumen (Klaustrophobie; in der Umgangssprache oft missverständlich als »Platzangst« bezeichnet) limitiert. Diese Angst wird von Frauen häufiger geäußert als von Männern. Auch das dumpf schlagende Geräusch, das die Magnetspulen erzeugen, empfinden manche als bedrohlich. Zusätzlich besteht ein Problem bei Personen mit Metall im Körper: Die lebenswichtige Funktion eines Herzschrittmachers kann gestört werden, und ein künstliches Gelenk kann sich aufheizen und das umliegende Gewebe schädigen.

Ein wesentlicher Vorteil des MRT ist die Möglichkeit, verschiedene Aspekte der Herzfunktion *gleichzeitig* zu bestimmen: die unterschiedlichen Phasen der Füllung (der Ausdehnung) und des Auswurfs (des Zusammenziehens) sowie die Durchblutung des Herzmuskels. Und auch *Ödeme*, also Flüssigkeitsansammlungen im Gewebe, und Vernarbungen, wie sie sich nach einem Herzinfarkt oder einer Herzmuskel-Entzündung bilden, macht das MRT sichtbar. Wie bei allen bildgebenden Verfahren macht allerdings auch beim MRT die geringere Größe des weiblichen Herzens und vor allem der linken Hauptkammer die Auswertung schwieriger.

Das speziell für das MRT entwickelte Kontrastmittel (ohne Jod) wird in der Regel gut vertragen.

Nuklearmedizinische Untersuchung (*Szintigrafie*)

Beim nuklearmedizinischen Untersuchungsverfahren wird eine radioaktive Substanz in den Körper gespritzt und die entsprechende Strahlung durch Detektoren erkannt und aufgezeichnet. Das hört sich für manche sicher beunruhigend an, ist aber harmlos, da hier nur eine geringe Menge Radioaktivität verwendet wird und die Zeit, die der Stoff im Körper verweilt, nur kurz ist. Mit der Szintigrafie ist es möglich, sehr genaue Informationen über Organe zu gewinnen. Gewebe, das gut durchblutet wird, erhält mit dem Blut auch viel von dem radioaktiven Mittel und wird im Bild, das die Untersuchung erzeugt, zum Beispiel dunkelrot (= viel) dargestellt. In Bereiche, die schlecht mit Blut versorgt werden, gelangt weniger Radioaktivität, und das entsprechende Bild bleibt hellrot oder orange (= wenig). So kann zwischen guter und schlechter Durchblutung bzw. starker und schwacher Aktivität unterschieden werden. Die Szintigrafie findet zum Beispiel Anwendung, wenn es um eine gestörte Durchblutung infolge einer schweren Herzerkrankung oder um eine übermäßige Durchblutung infolge eines Tumors geht.

Vorteile der Szintigrafie sind die breite Verfügbarkeit – sie ist in vielen Krankenhäusern und Röntgenpraxen vorhanden – und die vielen Erfahrungen und Studiendaten nach dem bereits jahrzehntelangen Einsatz. Nachteile gibt es vor allem bei der Untersuchung von Frauen durch relativ häufige Mess-Ungenauigkeiten wegen des vor dem Herzen liegenden Gewebes der weiblichen Brust sowie Nebenwirkungen beim Einsatz von durchblutungssteigernden Medikamenten, die für manche Messungen eingesetzt werden müssen.

Durch die relativ schlechte räumliche Auflösung der *Szintigrafie* ist die Aussagekraft bei kleineren (weiblichen) Herzen reduziert. Das Herz wird in weniger Bildpunkte unterteilt, so sind kleine Veränderungen in der Durchblutung schlechter erkennbar. Die *Sensitivität* und die *Spezifität* der Methode liegt deshalb nur bei etwa 75 Prozent. Hierzu noch mal ein Beispiel zur Veranschaulichung: Wenn Sie sich eine Landkarte mit einer schlechten Auflösung auf Ihrem Handy anschauen, erkennen Sie eine Stadt nur als gröberen »Fleck«; eine Unterscheidung zwischen versiegelten Flächen (Häusern und Straßen) und Natur (Wiesen und Bäumen) ist nicht möglich. Je nachdem, was überwiegt, werden Sie also die ganze Stadt nur insgesamt als »grün« oder als »grau« wahrnehmen. So ist es auch bei der *Szintigrafie*: Nur gröbere Abschnitte werden als »gut durchblutet« oder als »schlecht durchblutet« angegeben; Informationen über kleinere Bereiche gehen unter. Das Herzultraschall hingegen kann hier besser differenzieren, indem er, um im Bild zu bleiben, in die Karte »hineinzoomt«. Die *Szintigrafie* birgt also die Gefahr falscher Befunde, weil kleinere Durchblutungsstörung nicht erkannt werden und deshalb auf weitere Schritte wie eine Herzkatheter-Untersuchung verzichtet wird.

5d **Herzkatheter-Untersuchung (*Koronarangiografie*)**

Die Herzkatheter-Untersuchung ist bis jetzt die einzige Möglichkeit, alle Herzkranzgefäße bis in kleine Verästelungen deutlich darzustellen und bei Bedarf direkt zu therapieren. Dafür wird ein Draht (der an der Spitze abgerundet ist und damit möglichst sanft und ohne Verletzungsgefahr durch die Gefäße geschoben werden kann) über die Arterie im Handgelenk, der Ellenbeuge oder der Leiste bis zum Herzen geführt. Dieser Draht dient als Führungsschiene, über die wiederum ohne die Gefahr einer Verletzung der umliegenden Bereiche die je nach Bedarf gebogenen dünnen Schläuche (Katheter) bis zu den Herzkranzgefäßen geführt werden. Durch das über die Katheter eingespritzte Kontrastmittel (vergleichbar mit dem CT-Kontrastmittel, also jodhaltig), das im Rahmen der unmittelbar folgenden Röntgenuntersuchung das Blut auf dem Bildschirm schwarz färbt, ist eine Darstellung dieser Gefäße möglich. So können wir uns alle Gefäße ansehen und anhand der Blutmenge und -verteilung entweder glatte Gefäßverläufe oder Verengungen (*Stenosen*) der Kranzgefäße erkennen. Während der gesamten Untersuchung werden das EKG und der Blutdruck kontinuierlich bestimmt und dokumentiert, um eventuelle Kreislaufreaktionen sofort erkennen und behandeln zu können.

Weil das Kontrastmittel die Gefäße direkt sichtbar macht, hat diese Untersuchungsmethode die höchste *Sensitivität* und *Spezifität* für die Diagnose einer koronaren Herzerkrankung. Auch bei dieser Untersuchungsmethode werden Röntgenstrahlen verwendet. Der untersuchende Arzt muss den oben genannten »Spagat« leisten, also abwägen zwischen guter Darstellbarkeit der Gefäße sowie der sicheren Aussage über die Relevanz einer möglicherweise vorliegenden Engstelle auf der einen Seite (dafür wird eine ausreichende Menge an Kontrastmittel und Strahlung benötigt) und dem Schutz der Patienten und Patientinnen vor Belastung durch das Kontrastmittel und die Röntgenstrahlung auf der anderen Seite.

Wird eine schwere Verkalkung mit relevanter, den Blutfluss limitierender Engstelle gefunden, kann das direkt in derselben Sitzung behandelt werden (siehe vereinfachte Darstellung in Abbildung 9). Das geschieht über einen noch feineren Draht, der durch den Katheter in das betroffene Herzkranzgefäß geführt wird, und zwar über die zu versorgende Engstelle hinaus bis in die Gefäß-Peripherie.

Mithilfe des so liegenden Drahts kann eine Ballonhülle bis zur Engstelle geschoben werden, die dann aufgedehnt wird, um den Kalk zur Seite zu pressen. Dies geschieht mit einem kleinen Handgerät, das mit Kontrastmittel gefüllt ist. Durch Drehungen an einer Schraube pumpt man dieses Kontrastmittel mit hohem Druck in den Ballon. Wir arbeiten dabei häufig mit einem Druck von 10 bis 14 Atmosphären. (Zum Vergleich: Autoreifen werden mit einem Druck von 2 bis 3 Atmosphären aufgepumpt.) Die so vorbereitete Engstelle kann dann mit einer Gefäßstütze (*Stent*) versorgt werden. Wie erwähnt, ist das ein feines Drahtgeflecht (ähnlich einer Kugelschreiber-Feder), das mit einem speziellen Medikament beschichtet und umkleidet ist und die Engstelle sehr effektiv und dauerhaft offen hält, sodass ein erneutes Zuwachsen in den meisten Fällen verhindert wird. Auch der Stent enthält einen Ballon und wird, wenn er an der richtigen Stelle positioniert worden ist, durch Aufblasen dieses Ballons mit hohem Druck aufgedehnt und in die Gefäßwand gedrückt. Das Kontrastmittel in der Ballonhülle wird nach dem Einsetzen des Stents wieder abgesaugt; die Hülle wird dann wieder ganz klein und schmal und kann über den Draht entfernt werden. In den folgenden Wochen wächst der Stent ein, das heißt, dass sich eine dünne Gefäßwand-Schicht über dem Drahtgeflecht bildet und die Innenwand gleichmäßig auskleidet. Für den Körper ist es dann so, als ob es diese Engstelle nie gegeben hätte und als ob es den Stent nicht gäbe. Eine Abwehrreaktion ist also nicht zu erwarten.

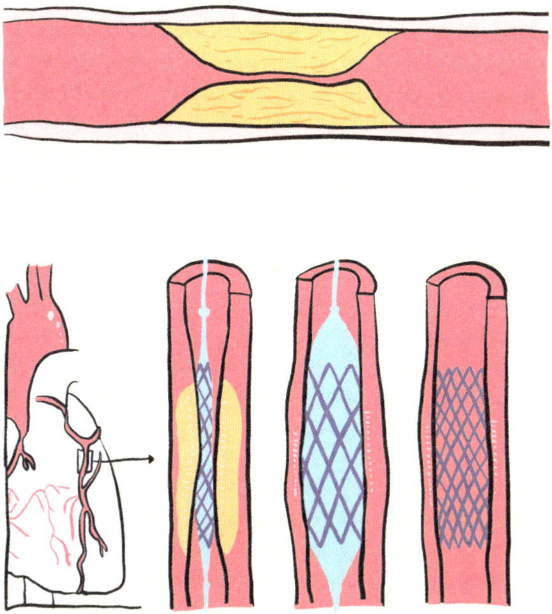

ABBILDUNG 9

Oben: Durch die Ablagerung von verschiedenen Blutfetten, Kalk und Proteinen an der Gefäß-Innenwand können Engstellen (*Stenosen*) entstehen, die den Querschnitt der Blutgefäße verengen und dadurch den Blutfluss durch das Gefäß reduzieren oder – bei einem Herzinfarkt – sogar komplett unterbrechen können. Die Folge ist eine Minderdurchblutung der durch das Gefäß mit Blut versorgten Herzmuskelbereiche.

Unten: Wird bei einer Herzkatheter-Untersuchung eine relevante Verengung eines Herzkranzgefäßes gesehen, können mithilfe eines Drahts ein Ballon und eine Gefäßstütze (Stent) in diesen Bereich vorgeschoben und durch ein Aufdehnen des Ballons der Stent in die Gefäßwand eingesetzt werden. Nach Herausziehen des Ballons und des Drahts bleibt der Stent im Gefäß und wächst in den folgenden Wochen ein, es bildet sich also eine dünne Gefäßschicht um den Stent.

Die Durchblutung der kleinsten Gefäße, die *Mikrozirkulation*, kann aufgrund der kleinen Durchmesser dieser Gefäße nicht direkt durch die Kontrastmittelgabe dargestellt und gesehen werden. Nach dem Ausschluss einer relevanten Verkalkung der Herzkranzgefäße kann aber durch weitere Messungen im Zuge der Herzkatheter-Untersuchung eine eventuelle Störung in dieser *Mikrozirkulation* bestimmt werden, wie im Kapitel 2a bereits kurz dargestellt. Dafür wird den Patienten zunächst über einen Zugang in einem venösen Gefäß einige Minuten lang ein gefäßerweiternder Botenstoff (Adenosin) gespritzt, der bei gesunden Menschen den Blutfluss in den Herzkranzgefäßen erhöht. Die schon erwähnte Möglichkeit des Körpers, bei Bedarf den Blutfluss durch die Herzkranzgefäße um ein Vielfaches zu steigern, wird auch als *Flussreserve* der Herzkranzgefäße bezeichnet.

Zur Messung des Blutflusses wird durch den Katheter ein feiner Messdraht in das linke Herzkranzgefäß gelegt, der mit feinen Sensoren ausgestattet ist und so die Menge des vorbeifließenden Bluts permanent bestimmen kann. Nimmt der Blutfluss unter Adenosin um weniger als das Doppelte zu, spricht man von einer Störung der Mikrozirkulation. Die Herzkranzgefäße haben also eine geringere *Flussreserve* als normal und schaffen nur eine geringere Weitstellung beziehungsweise Öffnung der kleinsten Gefäße.

Um festzustellen, ob es zusätzlich eine krankhafte Verengungs- beziehungsweise Verkrampfungsneigung der Herzkranzgefäße gibt, wird danach über den Katheter ein weiterer Botenstoff (*Acetylcholin*) in steigenden Dosierungen direkt in die Herzkranzgefäße gespritzt. Eine normale Reaktion wäre die Weitstellung der Gefäße. Kommt es aber

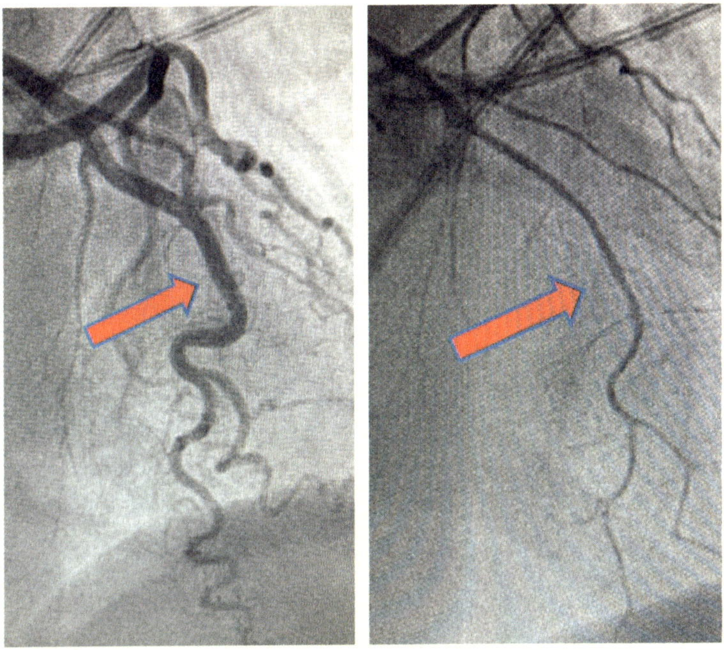

ABBILDUNG 10

Links: Herzkatheter-Untersuchung mit Darstellung des linken Herzkranzgefäßes mit glatter Gefäßwand und somit Ausschluss einer relevanten Verkalkung der Gefäße.

Rechts: Nach *Acetylcholin*-Gabe in das linke Herzkranzgefäß würde man eigentlich eine zusätzliche Aufweitung der Gefäße erwarten. In diesem Fall zeigte sich jedoch eine massive Verkrampfung der Gefäße (Pfeil) mit einer deutlich verringerten Durchblutung der entsprechenden Herzmuskelbereiche. Bei gleichzeitig beschriebenen heftigen Schmerzen, die vergleichbar waren mit bekannten Beschwerden im Alltag, konnte hier die Diagnose einer *vaso-spastischen Angina* gestellt werden.

während dieses Tests zu einer Gefäß-Engstellung mit im EKG typischen Zeichen einer Mangeldurchblutung und spüren die Patientinnen und Patienten gleichzeitig Schmerzen, wie sie sie von Brustschmerz-Anfällen im Alltag kennen, liegt ein positiver Test vor (siehe Beispiel in Abbildung 10).

Je nach Kombination der Ergebnisse dieser beiden Untersuchungsschritte können unterschiedliche Diagnosen gestellt werden:

Sind beide Tests unauffällig, liegt ein normaler Befund vor. Ist der Adenosin-Test auffällig und die Acetylcholin-Gabe ohne Befund, handelt es sich um eine gestörte Mikrozirkulation mit einer *mikrovaskulären Angina* (mikro = klein, vaso = Gefäß, *Angina* = Druckschmerzen im Brustraumbereich). Spricht umgekehrt nur der Acetylcholin-Test an, liegt eine Gefäßverkrampfung, also eine *vaso-spastische Angina* vor (*spastisch* = verkrampfend). Sind beide Tests positiv, sprechen wir von einem Mischtyp aus beiden Formen.

Je nach Diagnose wird mit einer unterschiedlichen medikamentösen Therapie behandelt, die bei Verträglichkeit bis zur Beschwerdefreiheit gesteigert werden kann (siehe Kapitel 2a).

6 Was verschreiben wir ihr? Unterschiede der medikamentösen Therapie je nach Geschlecht

Immer wieder schildern Frauen Nebenwirkungen einer Medikamenten-Einnahme, die häufiger und stärker auftreten als bei Männern. Um die unterschiedlichen (gewünschten und unerwünschten) Wirkungen von Medikamenten zu erklären, werfe ich einen Blick auf die verschiedenen Phasen einer Medikation – von der Einnahme über die Aktivierung im Körper bis zum Ausscheiden über den Urin oder den Stuhlgang.

Medikamenten-Aufnahme

Medikamente können über den Magen als Tablette, Saft oder Tropfen, über den Darm als Zäpfchen, über die Haut als Substanzen abgebendes Pflaster, über die Lunge als Inhalation (also durch Einatmen) oder durch eine Injektion (also das Spritzen) in die Vene, den Muskel oder das Fettgewebe verabreicht werden. Jede dieser Formen hat ihre Vorteile. Tabletten, Saft, Tropfen und Inhalationssprays sind unkompliziert und ohne helfende Hand einzunehmen, Spritzen in die

Vene wirken besonders schnell, Pflaster und Spritzen in den Muskel sorgen für eine kontinuierliche und verlängerte Abgabe in den Körper mit langanhaltender Wirkung. Während es bei Pflastern und Inhalationen kaum Unterschicde zwischen Männern und Frauen gibt, sind für die Einnahme über den Magen-Darm-Trakt viele geschlechtsspezifische Aspekte bekannt. Die Strecke vom Mund bis zum After, auf der die Nahrungs- und damit auch die Medikamentenaufnahme und -verwertung geschieht, können Sie sich als – gemessen an der Körperlänge – unfassbar langen Schlauch von etwa 10 Metern vorstellen. Für die Wirkung einer Medikamententherapie ist entscheidend, wie schnell und zu welchem Anteil die Wirkstoffe aufgenommen werden. Wichtige Begriffe hierbei sind:

- **Die Magensäure.** Im Magen wird während des Essens (interessanterweise aber auch schon beim Geruch von Essen oder beim Gedanken daran) eine Mischung aus Wasser, Salzsäure und verschiedenen Eiweißverbindungen, den *Enzymen*, gebildet. Dieses als Magensäure bezeichnete Gemisch ist wichtig für die Verdauung und bewirkt – nach dem Kauen und der Wirkung des Speichels – eine weitere Zerkleinerung beziehungsweise Zersetzung der Nahrung. Die Magensäure spaltet wichtige Nährstoffe wie zum Beispiel Vitamine und Spurenelemente auf und zerstört schädliche Mikroorganismen wie Bakterien, die mit der Nahrung aufgenommen werden und die Salzsäure nicht überleben.
- **Die Magenentleerungszeit.** Den Magen kann man sich als einen muskulösen Schlauch vorstellen, in dem die Nah-

rung angedaut, zersetzt, durchgeknetet und in kleineren Portionen in den Darm abgegeben wird. Arbeitet der Magen zu schnell, werden zu wenige der oben genannten Aufgaben ausgeführt, und die Aufnahme der Nahrung beziehungsweise der Medikamente in den Körper ist gestört. Arbeitet der Magen zu langsam, verzögert sich auch die Weitergabe in den Darm, wo die Aufnahme verschiedener Substanzen in den Körper erfolgt. Frauen produzieren weniger Magensäure und haben insgesamt einen langsameren Transport von Nahrung beziehungsweise Tabletten durch den Magen und den Darm. So werden Nährstoffe und Medikamente nur verzögert in den Körper aufgenommen.

- **Die Darm-Durchblutung.** Vom Darm gelangen Substanzen ins Blut und damit in den restlichen Körper. Dies geschieht umso schneller und vollständiger, je besser der Darm durchblutet ist. Dass die Wirkung von Medikamenten bei Frauen verzögert ist, liegt auch daran, dass sie weniger »Transporter-Proteine« in der Darmwand haben, die Substanzen ins Blut bringen. Auf der anderen Seite werden Retard-Tabletten, die über einen längeren Zeitraum wirken sollen, wegen des geringeren Tempos im weiblichen Magen-Darm-Trakt in einer höheren Dosierung aufgenommen. Das hat einerseits eine längere und stärkere Wirkung zur Folge, erhöht andererseits aber die Wahrscheinlichkeit unerwünschter Nebenwirkungen.

Eine Rolle spielen auch Nahrungsergänzungsmittel und Diätprodukte, die Frauen häufiger zu sich nehmen als Männer. Häufig sollen sie die Aufnahme von Fett über den Darm verhindern. Aber manche Bestandteile von Tabletten benötigen Fett für die Aufnahme ins Blut, sodass Diätpillen manchmal die Wirkung von Tabletten schwächen. Deshalb sollten Patientinnen und Patienten – wie immer – ehrlich auf entsprechende Fragen antworten. Auch solche Produkte gehören in die Liste der eingenommenen Medikamente. Wer das bewusst oder unbewusst verschweigt, schadet sich selbst.

Medikamenten-Verteilung

Nach der Aufnahme ins Blut verteilt sich das Medikament über die Gefäße im gesamten Körper. Frauen haben ein anderes Verhältnis von Muskel- beziehungsweise Fettmasse und bekanntlich im Durchschnitt ein geringeres Gewicht und eine geringere Größe als Männer. Durch ihren höheren Anteil von Körperfett sind Medikamente, die sich vermehrt im Fettgewebe anheften, länger wirksam. Nach Aufnahme zum Beispiel als Tablette wandern sie schnell aus dem Blut ins Fettgewebe, lagern sich dort an und werden dann nur verzögert und dadurch verlängert wieder ins Blut abgegeben. Somit ist eine Wirkung der Medikamente auch noch Stunden und Tage nach der Einnahme gegeben. Auf der anderen Seite ist das Blutvolumen der Frauen geringer, sodass Medikamente, die fast vollständig im Blut bleiben, in einer höheren Konzentration vorliegen (der Verdünnungseffekt durch das Blut ist hier niedriger) und somit auch einen stärkeren Effekt und möglicherweise auch stärkere Nebenwirkungen hervorrufen.

Medikamenten-Aktivierung

Viele Wirkstoffe werden nicht in einer aktiven Form eingenommen, sondern brauchen für die Wirkung Eiweißverbindungen im Körper, also *Enzyme*. Bei der Konzentration und der Position der Enzyme im Organismus gibt es erhebliche Unterschiede zwischen den Geschlechtern. Deshalb werden manche Medikamente bei Frauen in einer höheren Menge freigesetzt und aktiviert, andere hingegen weniger als bei Männern.

Medikamenten-Ausscheidung

Ein kleiner Teil der Medikamente wird am Ende über die Leber und den Darm ausgeschieden, der größte Teil jedoch über die Nieren. Diese arbeiten bei Männern »besser« beziehungsweise stärker als bei Frauen, sodass Substanzen schneller ausgeschieden werden und die Wirkung schneller endet. Außerdem arbeiten die Proteine, die für den Abbau von Substanzen zuständig sind, bei Frauen abgeschwächter, was zusammen mit der niedrigeren Ausscheidungsrate der Leber und der Niere die Dauer und Konzentration der im Körper verbleibenden Medikamente erhöht.

Neben diesen biologischen Unterschieden zwischen Männern und Frauen ist ein wesentlicher Aspekt der Medikamenten-Verträglichkeit die im Kapitel 7c ausführlich behandelte Unterrepräsentation von Frauen in wissenschaftlichen

Untersuchungen der Wirkung von Medikamenten. Sehen wir uns ein Beispiel für geschlechtsspezifische Aspekte eines Medikaments an. Für die medizinisch manchmal erforderliche Blutverdünnung gibt es verschiedene Substanzen, die die Gerinnungsneigung des Bluts hemmen, also die Möglichkeit des Verklumpens. Man benötigt das zum Beispiel, weil der Organismus auf das Einsetzen eines *Stents*, also von Fremdmaterial, bis zur oben erklärten Bildung der Gewebehaut über den Stent mit der Entwicklung eines gefährlichen *Blutgerinnsels* reagieren kann. Oder um bei einer Rhythmusstörung wie *Vorhofflimmern* einen Schlaganfall (siehe Kapitel 2b) zu verhindern. Es ist bekannt, dass Frauen auf diese Blutverdünner häufiger als Männer zu stark reagieren, nämlich mit schweren Blutungen. Dies liegt wahrscheinlich vor allem an der geringeren Körpermasse, am meist höheren Alter bei einer Herzkrise mit entsprechender Häufung von Begleiterkrankungen und an den oben genannten Unterschieden bei der Aktivierung und dem Ausscheiden der Substanzen. Aber auch der andere Aspekt einer *geringeren* Wirkung bei Frauen ist bekannt. So gibt es in verschiedenen Untersuchungen mit Aspirin, das so wichtig bei der Behandlung einer koronaren Herzerkrankung oder eines Herzinfarkts ist, Hinweise auf eine geringere oder gänzlich fehlende Effektivität, wenn Frauen die bisher übliche Dosis bekommen.

Bei den unzähligen eingesetzten Medikamenten und den so unterschiedlichen Reaktionen des weiblichen und des männlichen Körpers ist es für Ärzte und Ärztinnen fast unmöglich, alle wichtigen Aspekte zu kennen und bei einer Verschreibung zu berücksichtigen. Und alle diese Faktoren sind zusätzlich abhängig vom Stand des Monatszyklus und können auch durch eine Hormoneinnahme wie zum Beispiel die Pille oder eine Hormonersatztherapie zur Linderung von Wechseljahrsbeschwerden beeinflusst werden. Verschiedene Apps können, unterstützt durch Künstliche Intelligenz, bei dieser wichtigen und komplexen Aufgabe des geschlechtssensiblen Verschreibens helfen. Aber dafür muss es vor allem die Einsicht und das Verständnis für das Problem geben. Ich plädiere deshalb auch bei der Medikation für ein Umdenken: weg von der fixen Dosierung und Einheitstherapie und hin zur Beachtung und Würdigung geschlechtsspezifischer Unterschiede.

7 Der blinde Fleck: Warum Ärztinnen und Ärzte sich so schwertun

Dafür, dass Ärztinnen und Ärzte oft nicht darauf eingestellt sind, geschlechtssensibel auf Patientinnen einzugehen, gibt es verschiedene Gründe. Auf drei davon möchte ich hier eingehen.

7a Frauen nehmen anders wahr – und sich selbst zu sehr zurück

Frauen haben andere Bewältigungs- und Verarbeitungsmechanismen und kommunizieren anders über Ihre Probleme als Männer. Die »Europäische Gesellschaft für Kardiologie« (ESC) hat 2019 anlässlich des internationalen Frauentages eine erschreckende Erkenntnis gepostet:

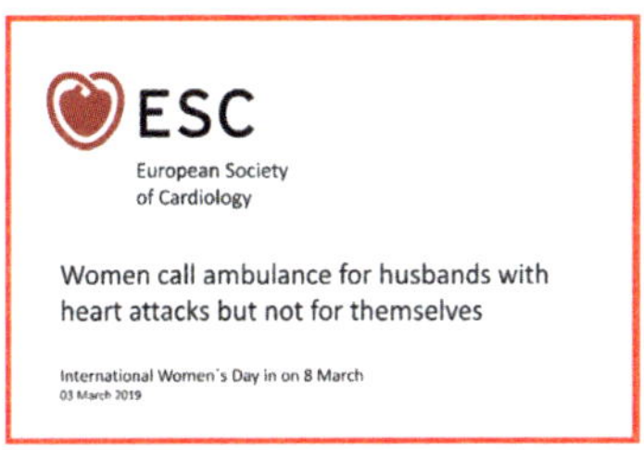
ESC
European Society
of Cardiology
Women call ambulance for husbands with heart attacks but not for themselves
International Women's Day in on 8 March
03 March 2019

»Frauen rufen bei einer Herzattacke zwar für Ihre Männer den Notarzt, nicht aber für sich selbst.« Diesen deprimierenden Befund ergaben viele Befragungen und Untersuchungen zur Herangehensweise der Geschlechter. So unbegreiflich es sein mag: Immer wieder verzichten Frauen trotz massiver nächtlicher Herzbeschwerden darauf, sofort Hilfe zu rufen, sondern warten lieber bis zum Morgen – weil sie ihren Partner, den Hausarzt oder die Notärztin nicht wecken oder stören wollen.

Die falsche Zurückhaltung und Bescheidenheit von Frauen hat natürlich immer wieder gravierende Folgen. Hier besteht ein großer Bedarf an Aufklärung. Letztlich ist es auch eine gesellschaftliche und pädagogische Aufgabe, im Bewusstsein zu verankern, dass es selbstverständlich jeder Mensch verdient, dass ihm oder ihr im Notfall geholfen wird. Dazu gehört natürlich auch eine nächtliche »Ruhestörung« des Rettungsdienstes, wobei nicht oft genug betont werden kann, dass dieser möglicherweise lebensrettende Anruf niemals als Ruhestörung angesehen wird. Und auch Familienangehörige zu wecken, weil einem etwas merkwürdig vorkommt und man sich unwohl fühlt, ist selbstverständlich und wird auch von allen erwartet! Wer daran zweifelt, sollte sich nur einmal kurz überlegen, wie er oder sie selbst reagieren würde, wenn ein geliebter Mensch wegen verspäteter Hilfeleistung in eine schwere Gesundheitskrise geriete und die Begründung lautete: »Ich wollte dich nicht wecken.« Das will doch niemand erleben.

Frauen kümmern sich in der Regel besser um ihren Körper als Männer. Ein weltweiter Vergleich in 185 Ländern ergab 2022, dass sich Frauen konsequenter an empfohlene Ernährungsregeln halten. Sie essen mehr Obst und Gemüse und mehr Vollkorn-Produkte. Aber wenn sie die Hilfe anderer in Anspruch nehmen müssen, sind Frauen zurückhaltender. Sie nehmen seltener Angebote für Krankenhausaufenthalte und Rehabilitationsmaßnahmen wahr. Es gibt viele Versuche, diese Diskrepanz zwischen der Fürsorge für den eigenen Körper und der (falschen) Bescheidenheit bei stationären Therapien zu erklären. Ist es die Sorge, dass die Arbeit, der Haushalt und/oder die Familie ohne die Frau nicht funktionieren? Ist der gesellschaftliche Druck ausschlaggebend, durch den Frauen – auch von ihresgleichen – stärker beobachtet und bewertet werden, was ihre Verpflichtungen in Beruf und Familie angeht? Liegt es an der schlechten partnerschaftlichen Unterstützung, die immer wieder diskutiert wird? Jeder moderne Ehemann wird natürlich betonen, dass er seiner Frau den Rücken freihalten und eine medizinisch wichtige Auszeit unterstützen würde. Aber ich kenne aus meinem eigenen Berufsalltag viele Ehemänner, die die Unterstützung zwar verbal zusagen, durch ihre Mimik und Gestik aber ganz klar (und für die Partnerin verständlich) kommunizieren: »Bitte geh nicht! Allein komme ich nicht klar!« Dazu trägt auch bei, dass Männer erst in einer Krisensituation zu ahnen beginnen, welche Vielfalt an Aufgaben ihre Partnerin täglich wahrnimmt und im Blick halten muss. Auch in modernen Beziehungen ist der »mental load« von Frauen meistens viel höher als der von Männern – was auch aus kardiologischer Sicht bedenklich ist.

Hier liegt – neben der so wichtigen Aufklärungsarbeit – ein wichtiges Handlungsfeld. Überforderte Familien und Partner benötigen eine schnelle und zuverlässige Unterstützung für Alltags- und Haushaltsaufgaben, die heutzutage immer noch zu einem sehr großen Teil von Frauen getragen werden. Inzwischen gibt es viele Hilfsangebote aus Krankenhäusern und von Krankenkassen, die von der einen Seite angeboten und kommuniziert und dann von der anderen Seite, den betroffenen Frauen und Familien, auch angenommen und gestartet werden müssen.

In Befragungen geben Frauen häufig an, dass sie von einer Behandlung profitieren, wenn sie sich verstanden und auch in ihren Emotionen angesprochen fühlen. Männer hingegen sehen mehr Nutzen in problemfokussierten Strategien. Sie sehen ihren Körper als Maschine, an der etwas kaputt ist und die in die Werkstatt muss, damit das Problem gelöst wird. Schritt, 1, Schritt 2, Schritt 3 – fertig. Man kann das in dem Satz »Women talk, men prefer action« zusammenfassen. Frauen wollen sich gemeinsam mit den Ärzten kommunikativ mit ihrer Gesundheit beschäftigen, während Männer sich eher jemanden wünschen, der das Kommando übernimmt. Man kann das als »Geschlechterklischees« abtun und kritisieren. Man kann sich wünschen, dass es nicht so wäre. Und natürlich ist es nicht bei *allen* Männern und *allen* Frauen so. Aber die Tendenzen entsprechen der praktischen Erfahrung vieler Medizinerinnen und Mediziner.

Die unterschiedliche Herangehensweise der Geschlechter prägt auch die Beschreibung der Beschwerden: Ein Mann berichtet typischerweise von seinen Problemen und Symptomen und wartet dann zunächst ab, was für eine Lösung beziehungsweise welchen diagnostischen Ansatz die Ärztin oder der Arzt hat. Frauen hingegen fügen dem Bericht oft selbst eine Interpretation hinzu. Zum Beispiel wird der Satz

»Ich habe Schmerzen in der linken Schulter« nicht so stehengelassen, um zu sehen, was das ärztliche Personal aus dieser Information macht, sondern es wird häufig direkt erklärt und gedeutet: »Das liegt sicher an der Gartenarbeit oder an dem vielen Stress, den ich gerade habe …« Für Ärztinnen und Ärzte ist das manchmal auf verführerische Weise bequem. Ihnen wird eine Lösung angeboten, die dann auch dankbar aufgegriffen wird, ohne zielführende Untersuchungen anzusetzen. Nach dem Motto »Die Patientin kennt sich selbst ja am besten und wird schon wissen, dass die Beschwerden nichts Schlimmes und für sie typisch sind« kann man sich dann schnell der nächsten wartenden Patientin zuwenden. Ob den Symptomen doch intensiver nachgegangen wird, hängt dann noch mehr als bei den passiven Männern vom persönlichen Einsatz und der empathischen Zuwendung der Ärztin oder des Arztes ab.

Eine interessante Studie hat in diesem Zusammenhang sogar einen Überlebensnachteil für Frauen gezeigt. Patienten, die wegen eines Herzleidens im Krankenhaus behandelt werden mussten, wurden zu ihren Eindrücken von den Ärztinnen und Ärzten befragt. Bei wem fühlten sie sich gut aufgehoben? Wer war empathisch und nahm sich ausreichend Zeit, um die Diagnosen und das weitere Vorgehen zu besprechen? Wer war eher ruppig und genervt und antwortete auf zusätzliche Fragen eher in Floskeln? Im Langzeit-Verlauf überlebten deutlich mehr Frauen, wenn sie sich verstanden und empathisch aufgehoben fühlten. Bei Männern gab es diesen Unterschied in den Überlebensaussichten nicht annähernd so stark. Eine vergleichbare Studie von 2018 hat den Vorteil der Kombination Patientin und Ärztin speziell für Herzinfarkt-Patientinnen bestätigt. Denn die Wahrscheinlichkeit, dass Patienten sich verstanden fühlen, hängt auch vom Geschlecht der Menschen ab, die sich um sie kümmern – vor allem bei Älteren. Eine Studie mit den Daten von sehr vielen Patientinnen und Patienten über 65, die wegen Erkrankungen der inneren Organe im Krankenhaus lagen, hat gezeigt, dass diejenigen, die von Ärzt*innen* behandelt wurden, häufiger überlebten und seltener wegen derselben Krankheit erneut ins Krankenhaus mussten. Das hatte aber nicht nur mit Empathie zu tun, wie sie Frauen eher zugeschrieben wird als Männern. Die Studie stellte fest, dass Ärztinnen auch eher bereit waren als Ärzte, sich den aktuellen Wissensstand der Medizin und die internationalen Empfehlungen der Fachgesellschaften zu komplexen Sachverhalten anzueignen und danach zu arbeiten.

Auch hier muss wieder festgehalten werden, dass das natürlich nicht für alle Mediziner gilt. Aber obwohl die meisten Ärzte ihre Arbeit in den Praxen oder Krankenhäusern mit Enthusiasmus und Empathie und hoher Kompetenz angehen, müssen diese Studienergebnisse ein klarer Aufruf an *alle* medizinisch tätigen Personen sein, mit maximaler Sorgfalt und größtmöglichem Einfühlungsvermögen vorzugehen.

Eine sehr spannende Studie hat die Auswirkungen stereotyper Vorurteile untersucht. Den teilnehmenden Frauen wurden verschiedene Denkaufgaben gestellt, während sie in einer besonderen CT-Röhre lagen, sodass die Aktivität der Hirnareale in der sogenannten Großhirnrinde im Außenbereich des Gehirns aufgezeichnet werden konnte, die für das logische Denken zuständig ist (siehe Abbildung 11). Die Frauen hatten eine bestimmte Zeitspanne für die Aufgaben zur Verfügung und sollten nach einer Pause weitere Aufgaben lösen. Entscheidend war, was während dieser Pause geschah. Dabei wurden die Frauen in zwei Gruppen aufgeteilt. Die Kontrollgruppe – nur zum späteren Vergleich der Ergebnisse untersucht – wurde während der Unterbrechung mit Sätzen motiviert wie »Das war gut. Sie haben sich jetzt eine Pause verdient, dann geht es weiter.« Das Resultat: Nach der Pause und mit dem Wissen, was auf sie zukam, konnten sie im zweiten Abschnitt mehr Aufgaben in derselben Zeit lösen.

Die eigentliche Studiengruppe wurde in der Pause mit einem Stereotyp konfrontiert: einer falschen und unbegründeten, aber immer wieder angeführten pauschalen Charakterisierung: »Frauen können nicht logisch denken.« Sie bekamen in der Pause Folgendes gesagt: »Sie müssen nach der Pause noch mal in die Röhre, weil Sie als Frau ja nicht gut in diesen Dingen sind.« Dieser eine Satz änderte bei den teilnehmenden Frauen alles: Die Denkleistung rutschte deutlich ab, sodass in der Phase 2 nicht mehr, sondern weniger Aufgaben richtig gelöst wurden. Und die Aufnahmen der Gehirne zeigten, dass die genannten Bereiche des Aufgaben-Lösens im Gehirn nicht voll aktiv waren, dafür aber die für Emotionen zuständigen Areale im vorderen und unteren Hirnbereich.

Schauen wir doch einmal etwas genauer auf dieses Organ. Die Gehirne von Frauen und Männern sind im Grundaufbau gleich, allerdings gibt es, wie beim Herzen, auch signifikante Unterschiede. So ist das weibliche Gehirn um etwa 10 Prozent kleiner als das männliche. Aber die Größe ist kein entscheidender Faktor, sonst wären große Tiere intelligenter

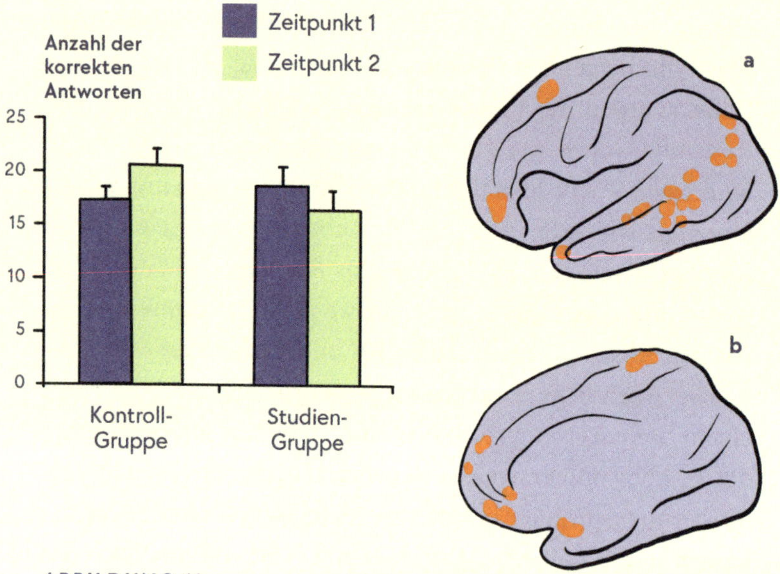

ABBILDUNG 11

Linkes Balken-Diagramm: Die Kontroll-Gruppe hat Zeit, um Aufgaben zu lösen (Zeitpunkt 1, lila), und schafft es nach einer Pause mit der Aufmunterung »Gut gemacht, nach einer Pause geht es weiter« entspannter, mehr Aufgaben als im ersten Durchgang zu lösen (Zeitpunkt 2, grün).

Bild rechts oben a: Während des Lösens der Aufgaben sind die »Zentren« für das logische Denken in den Außenbereichen des Gehirns aktiv (orange Areale).

Rechtes Balken-Diagramm: In der eigentlichen Studiengruppe senkt der Pausensatz »Als Frau können Sie ja nicht logisch denken, also müssen Sie das noch mal versuchen« die Fähigkeit, die Aufgaben zu lösen; die Anzahl der korrekten Antworten sinkt ab.

Bild rechts unten b: Die »Denk-Zentren« in den Außenbereichen des Gehirns sind in dieser Gruppe nicht mehr so aktiv, dafür vor allem die Bereiche, in denen Emotionen verarbeitet werden (vorderer und unterer Bereich).

als Menschen. Die Leistungsfähigkeit eines Gehirns hängt vielmehr von der Anzahl und der Vernetzung der Nervenzellen und der Vernetzung verschiedener Areale untereinander ab. Bei Frauen gibt es mehr Verknüpfungen zwischen der linken und der rechten Hirnhälfte. Die verstärkte Kommunikation zwischen den beiden Hirnhälften ermöglicht es Frauen, Informationen intuitiver und analytischer zu verarbeiten. Frauen sind deshalb häufig stärker, wenn es um Aufmerksamkeit und sozial-kognitive Fertigkeiten geht. Wie oft war ich schon überrascht, wenn ich meiner Frau zum Beispiel etwas von meinem Kollegen Müller erzählte und sie das mühelos mit Details aus früheren Erzählungen verknüpfte, die manchmal schon Jahre zurücklagen. Männer wären oft schon froh, wenn sie sich überhaupt daran erinnern könnten, dass ihre Ehefrau mit einem Herrn Müller zusammenarbeitet. Zusätzlich ist das weibliche Gedächtnis für Gesichter und Wörter dem männlichen überlegen. Bei Männern hingegen finden sich mehr Nervenverbindungen *innerhalb* einer Hirnhälfte, was die Koordination von Bewegungen begünstigt. Auch wenn es bei Männern zahlreiche Ausnahmen mit den berühmten »zwei linken Händen« gibt, erleichtern diese Nervenvernetzungen grundsätzlich handwerkliche und sportliche Aktivitäten.

Auf anerzogene und soziokulturell bedingte Charakteristika des Denkens gehe ich im nächsten Abschnitt ein. Und natürlich gibt es auch bei der Informationsverarbeitung im Gehirn viele Abstufungen und Überschneidungen zwischen den Geschlechtern.

Aus dem Gesagten folgt, dass Frauen die Mitteilung von Befunden sowie Therapievorschläge anders aufnehmen und verarbeiten und auch mehr auf »Zwischentöne« und die Emotionen während der Informationsüberbringung achten – oder eben deren Abwesenheit. Ärzte und Ärztinnen sollten sich immer darüber bewusst sein, dass Frauen und Männer unterschiedlich kommunizieren und Sachverhalte auf unterschiedlichen Ebenen verarbeiten. Hier schließt sich der Kreis zur empathischen und fürsorglichen Behandlung durch Ärz*tinnen*, dank derer Patient*innen* besser aufgeklärt und geleitet werden und bessere Überlebenschancen haben.

Wenn Frauen ihre Beschwerden »kleinreden« oder beschwichtigende Interpretationen dazu liefern, bedeutet das nicht, dass die Probleme tatsächlich klein und keiner weiteren Untersuchung würdig sind. Es zeigt eher, dass sich viele Patientinnen in einer immer noch von Männern dominierten Welt kleiner fühlen, sich deshalb zurücknehmen und so fälschlich als weniger wichtig wahrgenommen werden.

7b **Die Genetik und die kulturelle Prägung – für viele immer noch Neuland**

Im Gegensatz zur historisch und gesellschaftlich bedingten Selbstwahrnehmung und Selbst-Geringschätzung vieler Frauen steht ihr biologischer beziehungsweise genetischer Vorteil. Um das zu verstehen, müssen wir uns ein wenig mit der Vererbung von Eigenschaften, also mit Genetik, beschäftigen.

Unser Körper besteht aus Milliarden von Zellen – und in jeder Zelle befindet sich das Erbgut, also alle vererbbaren

Informationen für die Zelle und damit den gesamten Körper. Diese Informationen bestimmen zum Beispiel das Geschlecht, die Blutgruppe und die Augen- und Haarfarbe. Alle genetischen Informationen sind in 23 *Chromosomen*-Paaren abgespeichert, von denen jedes aus einem langen DNA-Molekül besteht, das wiederum jeweils Tausende von Genen enthält. Von diesen 23 Chromosomenpaaren tragen 22 die genetische Verschlüsselung für die verschiedenen Eigenschaften und unterschiedlichen Merkmale jedes einzelnen Menschen. Das 23. Chromosomenpaar enthält zusätzlich die Information, die das Geschlecht bestimmt. Seine Form bestimmt die Bezeichnung: Frauen haben zwei X-Chromosomen (die aussehen wie ein »X«), Männer ein X- und ein Y-Chromosom (vergleichbar mit einem »Y«). Da alle Gene von den Eltern vererbt werden, bekommt ein Kind die Erbinformation zu gleichen Teilen von der Mutter und vom Vater. Wie oben beschrieben, hat ein Mädchen zwei X-Chromosomen – es bekommt daher je eines von der Mutter und eines vom Vater. Ein Junge hingegen hat ein X- und ein Y-Chromosom. Von der Mutter kann er ja nur ein X-Chromosom erhalten, sodass das Y-Chromosom immer vom Vater kommt.

Jetzt kommt eine interessante Frage: Wenn der weibliche Mensch zwei X-Chromosomen bekommt, erhält er ja doppelte Informationen zu jeder Eigenschaft. Wie wird diese Dopplung verarbeitet? Da Menschen im biologischen Sinne Teil der belebten Natur sind, sei ein kühner Sprung zu sehr weit entfernten Verwandten gestattet: den Beuteltieren. Bei ihnen wird zum Beispiel immer das gesamte väterliche X-Chromosom deaktiviert. Bei höheren Säugetieren hingegen, also auch beim Menschen, wird die Wahl der Aktivierung und Deaktivierung nach dem Zufallsprinzip und für jede Zelle eigenständig getroffen.

Und damit sind wir beim oben erwähnten genetischen Vorteil, den Frauen haben: Die zufällige Auswahl der genetischen Informationen aus zwei »Angeboten« ist positiv für den weiblichen Organismus, weil eine größere Vielfalt möglich ist und fehlerhafte Gene sowie schädliche Veränderungen geringere Auswirkungen haben, wodurch eine mögliche Schädigung oder Behinderung durch die gesunden Zellen ausgeglichen oder zumindest abgemildert werden kann. Jungen hingegen sind auf Gedeih und Verderb auf die Gene aus dem einen von der Mutter geerbten X-Chromosom (und dem Y-Chromosom vom Vater) angewiesen – und jede Schädigung dieser Gene führt ohne den Vorteil einer »Sicherheits-Kopie« zu einer Schädigung ihres Körpers.

Einen weiteren Vorteil für die Frau bietet das bereits besprochene weibliche Geschlechtshormon Östrogen. Es sorgt für eine bessere Immunreaktion, also eine bessere Abwehr von Infekten. Weitere positive Aspekte sind eine blutdrucksenkende Wirkung und eine schnellere Aufnahme des *Cholesterins* aus dem Blut in die Zellen. Dadurch sinkt der Cholesterin-Spiegel im Blut und die Gefahr der Ablagerung dieser Fett-Partikel in den Gefäßen. Das Hormon schützt somit in einem gewissen Maß vor der Entstehung einer koronaren Herzerkrankung, also einer schweren Verkalkung der Herzkranzgefäße, die zum Herzinfarkt führen kann. Außerdem gibt es in den Innenhäuten der Blutgefäße Bindungsstationen (*Rezeptoren*) für Östrogen, sodass das Hormon dort durch verschiedene Mechanismen eine Weitstellung der Gefäße und damit eine bessere Durchblutung bewirkt. Zusätzlich wird dadurch eine Gefäß-Neubildung in Bereichen gefördert, die zum Beispiel durch verkalkte und dadurch verengte Gefäße nicht mehr optimal mit Blut versorgt werden. Das ist dann sozusagen ein natürlicher, vom Körper selbst gebildeter Bypass.

Es gibt aber auch ungünstige Effekte des Östrogens wie eine Aktivierung der Blutgerinnung (also der Verklumpungsneigung) und stärkere Entzündungsreaktionen. Diese Nebenwirkungen mögen ein Grund dafür sein, dass die künstliche Zufuhr dieses Hormons nach den Wechseljahren als Tablette (noch?) keinen breiten Vorteil für das Herz-Kreislauf-System und das Überleben erbracht hat.

Betrachtet man die genannten Stärken des weiblichen Organismus, ist es nicht erstaunlich, dass Frauen in den letzten 150 Jahren im Durchschnitt fünf Jahre länger leben als Männer. Die aktuellen Daten geben eine Lebenserwartung von 78,5 Jahren für Männer und 83,4 Jahren für Frauen an. Und doch sehen wir das Paradoxon, dass Frauen, die einen Herzinfarkt erleiden, eine höhere Frühsterblichkeit haben als Männer. In den ersten 30 Tagen nach einem Herzinfarkt sterben 11,8 Prozent der Frauen, aber nur 4,6 Prozent der Männer. Fünf Jahre nach dem Infarkt lebten noch 67,9 Prozent der Patientinnen und 83,1 Prozent der Patienten.

Vor allem junge Frauen unter 50 haben eine doppelt so hohe Sterberate wie gleichaltrige Männer. Die höhere Sterblichkeit von Frauen nach dem ersten Herzinfarkt bleibt bis zu einem Alter von etwa 70 Jahren bestehen, danach gleichen sich die Werte zwischen Männern und Frauen an.

Interessanterweise konnte in Untersuchungen an Zwillingen mit unterschiedlichem Geschlecht und an nicht miteinander verwandten Patienten und Patientinnen gezeigt werden, dass es diverse Unterschiede zwischen Männern und Frauen gibt, die nicht angeboren sind, sondern im Laufe des Lebens erworben werden. So scheinen psychische Gesichtspunkte und das soziale Umfeld einen Effekt auf verschiedene Bereiche im Körper zu haben. Es gibt also auch soziokulturelle Gründe für die unterschiedliche Ausprägung von Krankheiten und die unterschiedlichen Überlebenschancen: individuelle und institutionalisierte Rollenbilder, Lebensstil, Selbstverständnis und das soziale Umfeld scheinen dabei wichtige Aspekte zu sein. Wie wohl fühle ich mich in meiner Beziehung, meiner Familie, meiner Wohngegend oder bei meiner Arbeit? Bin ich in diesen Gemeinschaften voll integriert und werde getragen und beschützt? Bin ich im Alltag eher dominant und tonangebend oder eher ängstlich und zurückhaltend? Kann ich das eigene Ich entfalten, oder muss ich Facetten meiner Persönlichkeit verstecken? Habe ich ausreichend Geld für ein sorgenfreies Leben und kann mir wichtige Ruhe- und Regenerations-Phasen erlauben, oder ist daran nicht zu denken? Lebe ich in einer Gesellschaft, in der ich als Mensch mit eigenen Wünschen und Zielen wahrgenommen werde, oder bin ich in meiner Rolle als Mann oder Frau gefangen und muss bestimmte Erwartungen erfüllen? Habe ich einen Job, der zu mir passt, oder bin ich frustriert und zähle die Tage bis zur Rente? Komme ich mit einem Job aus, oder muss ich mehrere meistern? Die Antworten auf all diese Fragen bestimmen das Wohlgefühl, das innere Gleichgewicht und den Stresslevel und damit auch ganz direkt die emotionale und körperliche Gesundheit.

Frauen leben anders: Warum das Thema Gleichberechtigung nicht im Wartezimmer bleiben sollte

Wenn nach geschlechtsspezifischen Unterschieden bezüglich Gesundheit und Krankheiten gefragt wird, werden die oben genannten Aspekte zu wenig beachtet – und einige weitere ebenfalls: die Bildung; die Arbeitsbedingungen (zum Beispiel Schichtarbeit, Kontakt mit schädlichen Stoffen und ähnliche Belastungen); Umwelteinflüsse (lebe ich im Grünen oder an einer Hauptverkehrsstraße?) und der unterschiedliche Zugang zu medizinischen Leistungen (Wie bin ich versichert? Kann ich auch auf eigene Kosten zum Beispiel zu einem Heilpraktiker gehen?) sowie deren tatsächliche Inanspruchnahme. Dabei ist doch offensichtlich, dass eine gebildete Person eher einen gut bezahlten Job hat, damit mehr Geld verdient und so auch mehr für sportliche Aktivitäten, gesundes Essen und Gesundheitsvorsorge ausgeben kann. Außerdem hat sie einen leichteren Zugang zu wichtigen Gesundheitsinformationen. Wenn Bildung und Einkommen niedrig sind, wirkt sich das vor allem bei Frauen negativ auf die Gesundheit und die Überlebenschancen aus.

Geschlechtsspezifische Aspekte sind nicht identisch mit dem Geschlecht, aber eng damit verbunden und können anhand des sogenannten Gender-Score berechnet werden. Das ist ein Punkte-Katalog, der für Frauen und Männer durch 50 Fragen die sexuelle Identität, die sozialen Beziehungen und die Stellung in der Gesellschaft erfasst und charakterisiert. Der Test konzentriert sich auf sieben relevante Variablen, die sich unter anderem mit dem Einkommen, dem Status (Hauptverdiener/-verdienerin oder nicht?), Aufgaben und Arbeitsstunden im Haushalt und dem häuslichen Stresslevel beschäftigen. Zusätzlich wird das Ergebnis eines Gender-Tests (Bem Sex-Role Inventory: BSRI) berücksichtigt, durch den eine eher feminine oder eher maskuline Identität zugewiesen wird. Aus diesen Variablen kann dann ein Gender-Score errechnet werden, der zwischen null (gleich traditionell maskuline Lebensweise) und 100 (gleich traditionell feminine Lebensweise) rangiert.

In einer Untersuchung des Gender-Scores von Herzinfarkt-Patienten und -Patientinnen kam heraus, dass ein Großteil der untersuchten Männer überwiegend im maskulinen Bereich lag. Die untersuchten Frauen hatten in etwa der Hälfte der Fälle soziokulturell ein als »maskulin« eingestuftes Verhalten (siehe Abbildung 12 oben).

Interessanterweise scheint dieses Verhalten einen Einfluss auf das Überleben nach einem Herzinfarkt zu haben: Je eindeutiger »männlich« die Lebensweise eines Patienten oder einer Patientin, desto höher ihre Überlebenswahrscheinlichkeit. Und darin liegt auch der Wert des Gender-Scores für die Medizin: Er ermöglicht eine bessere Vorhersage möglicher zukünftiger Herzerkrankungen, als es durch das rein biologische Geschlecht möglich war.

Ein Jahr nach dem Herzinfarkt hatten jeweils 3 Prozent der Männer und der Frauen erneut ein schweres kardiales Ereignis erlitten, also einen erneuten Krankenhausaufenthalt, einen erneuten Herzinfarkt oder sogar den Tod. Teilt man die Personen jedoch anhand des Gender-Scores in »eher maskulin«, »eher feminin« und »gemischt« auf, erkennt man, dass die Gruppe mit den überwiegend weiblichen soziokulturel-

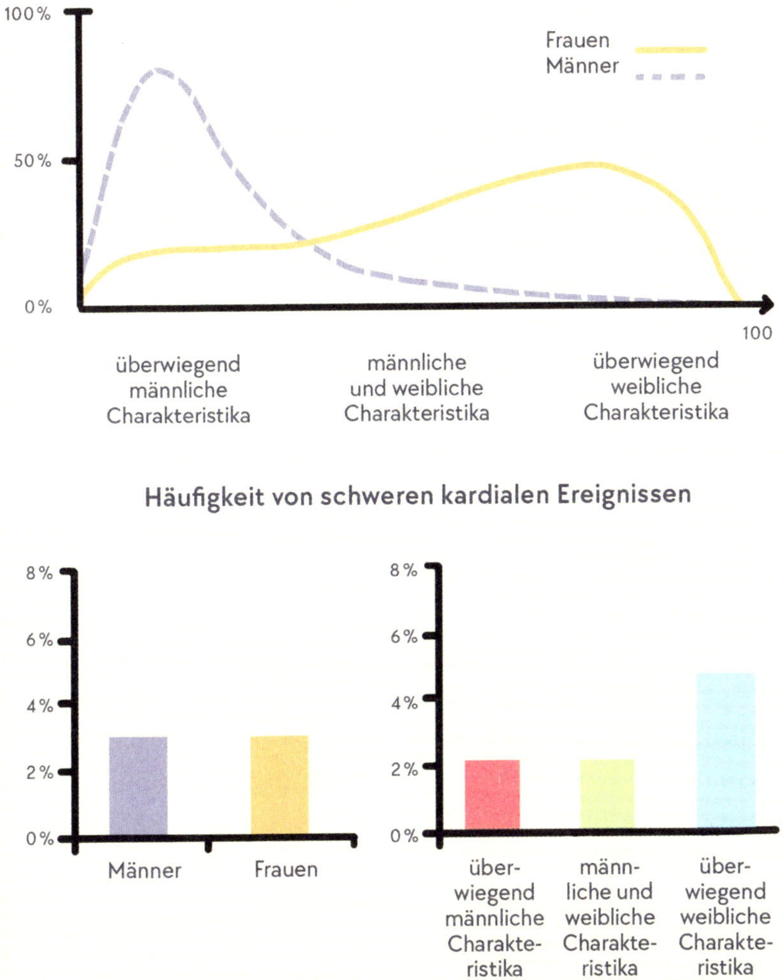

ABBILDUNG 12

Ein Jahr nach dem Herzinfarkt haben 3 % der Männer und 3 % der Frauen ein erneutes schweres kardiales Ereignis erlebt. Schaut man auf den Gender-Score, wird klar, dass vor allem Patienten und Patientinnen mit überwiegend weiblichem sozio-kulturellen Verhalten eine schlechte Prognose haben.

len Charakteristika mit 5 Prozent heraussticht (siehe Abbildung 12).

Der schlechteren Überlebensprognose für und der schlechteren Behandlung von Frauen begegnet man immer wieder. So konnte zum Beispiel in einer großen Untersuchung in der Schweiz gezeigt werden, dass Frauen trotz vergleichbarer Beschwerden und einer eigentlich schwereren Erkrankung als Männer seltener auf eine Intensivstation aufgenommen und damit unzureichend behandelt worden waren. Natürlich behandelt kein Arzt und keine Ärztin eine Patientin absichtlich schlechter als einen Patienten. Herz-Kreislauf-Erkrankungen scheinen gesellschaftlich aber immer noch als klassische Männer-Krankheit zu gelten, weshalb der Fokus des medizinischen Personals (fälschlicherweise) auf dieses Geschlecht ausgerichtet scheint.

Und auch die oben erwähnten komplexen psychologischen Faktoren der vorgelebten und erlernten Geschlechterrollen beeinflussen die Interaktion zwischen Ärzten und Patientinnen. Ich hoffe sehr, dass dieses Buch einen Beitrag zur so wichtigen Aufklärung und zum Überwinden dieser Defizite leisten kann.

Andere Kulturen

Noch komplexer wird das Thema der geschlechtssensiblen Medizin, wenn wir uns bewusst machen, dass es nicht nur Unterschiede zwischen Frauen und Männern gibt, sondern auch zwischen Frauen aus unterschiedlichen Kulturkreisen.

Für die Behandlung dieser Patientinnen ist zunächst eine gute sprachliche Verständigung wichtig, die häufig nur mit Dolmetschern möglich ist. Bei dieser Kommunikation über Dritte geht aber leider viel Empathie und direktes Vertrauen zwischen den Patientinnen und den behandelnden Medizinern verloren. So ist oft noch mehr Zeit und Geduld erforderlich, um ein zwischenmenschliches Vertrauen aufzubauen und ein vorurteilsfreies Gespräch zu führen. Ärzte und Ärztinnen mit westlicher Sozialisierung und Ausbildung sollten die eigene Sichtweise bezüglich Schmerzen und Krankheiten kritisch hinterfragen, wenn sie Frauen aus anderen Kulturkreisen behandeln. Die sehr subjektive Wahrnehmung von Schmerz und Krankheitsgefühl und vor allem das Mitteilen des Schmerzes ist meistens kulturell mitgeprägt. Und die Kategorien »richtiges« oder »falsches« Empfinden sind fehl am Platz. So ist zum Beispiel die leise Geburt kein Zeichen von Tapferkeit der gebärenden Frau und die laut stöhnenden Äußerungen sind kein Zeichen für Schwäche, sondern jeweils einzuordnen in das aktuelle persönliche Erleben, die Erziehung und das kulturelle Umfeld. Ein Beispiel aus einem anderen Kontext: In Indien ist das herzhafte Rülpsen nach dem Essen ein Lob an die Gastgeber, in Deutschland wäre es ein Tabubruch. Es gibt also in allen Bereichen des Lebens Unterschiede, die mit dem kulturellen oder familiären Kontext zu tun haben; diese Erkenntnis sollte stets im Bewusstsein sein, wenn wir Ärzte Gespräche und Befunde bewerten.

In den letzten Jahren wurde viel zur Wahrnehmung und Bewältigung von Schmerzen, Symptomen und Krankheiten geforscht – etwa zur religiös geprägten Haltung, ein Leid sei »von Gott gegeben« und das Aushalten sei »mein Dienst an Gott«. In westlichen Gesellschaften ist das Leid oft eine persönliche Angelegenheit. Die Kranken wollen die Familie nicht belasten und ziehen sich (häufig mit einem Gefühl des Versagens) zurück. Die Isolation wird vom familiären oder beruflichen Umfeld nicht selten noch verstärkt, weil es sich überfordert fühlt und nicht weiß, wie es mit der Krankheit und dem Leid umgehen soll.

In östlichen und südlichen Ländern überwiegt eine positive Aufmerksamkeit für die kranken Menschen. Die Patienten und Patientinnen erhalten uneingeschränkte Unterstützung und Aufmerksamkeit von der Familie. Die Erkrankung wird gemeinsam verarbeitet und bekämpft. Damit das funktioniert, muss das Leid deutlich (und laut) artikuliert werden. Der Schmerzausdruck fällt in diesen Kulturen daher häufig emotionaler und stärker aus.

Selbstverständlich sollen hier keine Stereotype bedient werden. Daher ist es wichtig zu betonen, dass das Verhalten eines Menschen nicht ausschließlich von seiner Herkunftskultur abhängt, also generell vorhersagbar ist. Selbstverständlich spielen das individuelle Temperament, die familiäre Erziehung, die Lebenserfahrung und die aktuelle Lebenssituation ebenfalls eine wichtige Rolle.

Das medizinische Personal, das hierzulande (bisher) meistens westlich ausgebildet und sozialisiert wurde, ist häufig überfordert vom Umgang migrantisch geprägter Menschen mit Krankheit und Leiden – und ebenso vom oft großen Personenkreis um die Patienten herum, die sich einbringen und informiert werden wollen. Daher ist es so wichtig, diese kulturellen und religiösen Unterschiede zu kennen, um die geschilderten Beschwerden nicht zu über- oder unterschätzen, das Leiden zielgerichtet zu lindern und die Familie und das persönliche Umfeld der Patientin je nach Bedarf in die Therapie-Planung einbinden zu können.

Ein Fall-Bericht aus dem Frauenherz-Zentrum: Stefanie

Mein Name ist Stefanie, ich bin 57 Jahre alt und kann mich kaum an den Tag der Untersuchung im Frauenherz-Zentrum erinnern. Ich weiß nur noch, wie sehr ich nach Mitteilung der Ergebnisse geweint habe: vor Enttäuschung über das verlorene Jahr voller Sorge, vor Glück, dass ich doch nicht verrückt bin, vor Wut auf die ganzen Ärzte, die mich immer auf die »Psycho-Schiene« gesetzt haben.

Rückblende: Seit einem Jahr habe ich immer wieder Druck in der Herzgegend und knappe Luft, vor allem unter Belastung, aber auch in Ruhe. Mein Hausarzt hat mehrfach EKGs und Blutabnahmen gemacht, nie ist etwas Auffälliges rausgekommen.

Dann bin ich auf eigene Initiative zu einem Kardiologen gegangen. Der führte weitere Tests und zum Beispiel eine Herzultraschall-Untersuchung durch. Da alles in Ordnung war, wurde ich beruhigt und war auch erst mal zufrieden. Die Beschwerden hörten aber nicht auf und wurden eher schlimmer. Ich musste bei den Ärzten regelrecht betteln, damit weitere Untersuchungen gemacht wurden. Da ich einige Erkrankungen habe, die wohl dem Herzen schaden können, wie Zuckerkrankheit und Bluthochdruck (und leider auch Rauchen), wurde eine Computertomografie der Herzkranzgefäße gemacht. Als diese Untersuchung auch unauffällig war, hörten mir die Ärzte nicht mehr zu. Ich solle mich beruhigen, das wären alles nur Panikattacken, es gebe da gute Medikamente, um mich ruhig zu stellen, usw.

Dann sollte ich in eine psychiatrische Klinik, das war der Augenblick, mich noch mal mit aller Kraft zu wehren. Ich las im Internet über das Frauenherz-Zentrum in Würselen und stellte mich dort vor. Nach wenigen Tagen stand die Diagnose einer Fehlregulation meiner Herzkranzgefäße. Inzwischen nehme ich seit einigen Wochen neue Medikamente und spüre die Probleme kaum noch, vor allem der Druck in der Brust ist komplett weg.

Ich bin immer noch sprachlos, dass ich tatsächlich angefangen habe, an meinem Körper zu zweifeln. Ich bin sehr dankbar, dass es Ärzte gibt, die nach allen modernen Methoden das Herz untersuchen und sich nicht eher zufriedengeben, bis wirklich jede Möglichkeit untersucht worden ist. Danke, liebes Frauenherz-Team, für meine neue Sicherheit und dafür, dass ich nicht in die Psychiatrie musste! Weiterhin viel Erfolg bei Eurer Arbeit, und ein Aufruf an alle Patientinnen: Lassen Sie sich nicht unterkriegen und in eine Schublade stecken!

Stefanie

7c Die Hälfte des Himmels … aber nur ein Fünftel der Stichprobe. Die skandalöse Unterrepräsentation der Frauen in wissenschaftlichen Untersuchungen

Der geschlechtssensible Blick auf medizinische Fragestellungen ist zwar nicht neu, wird aber in der Wissenschaft erst seit einigen Jahren in der Breite diskutiert und berücksichtigt. So ist es zu erklären, dass bis vor kurzem praktisch alle großen Studien, die uns wichtige Erkenntnisse über schwere Herzerkrankungen wie Herzinfarkt oder Herzschwäche und deren optimale Medikation und Therapie gebracht haben, ganz überwiegend mit den Daten männlicher Patienten generiert wurden. In die meisten dieser Studien sind nur zu etwa 20 Prozent weibliche Informationen eingeflossen (siehe Abbildung 13).

Die Konsequenz: Für Frauen liegen bis heute häufig keine validen geschlechtsspezifischen Daten zu bestimmten Erkrankungen und den entsprechenden Therapien vor. Dies ist umso fataler, weil sich die internationalen Empfehlungen für die Behandlung verschiedener Erkrankungen an den Ergebnissen genau dieser großen Studien orientieren, sodass diese Leitlinien an der Hälfte der Bevölkerung vielfach vorbeigehen beziehungsweise die Besonderheiten des weiblichen Herzens nicht ausreichend berücksichtigen.

Ein klinisches Review, also eine Art Zusammenfassung sehr vieler Studien, die sich die Daten von Herzschwäche-Untersuchungen unter dem Aspekt der Geschlechtsunter-

Verteilung der in diesen Studien eingeschlossenen Patient:innen nach Geschlecht

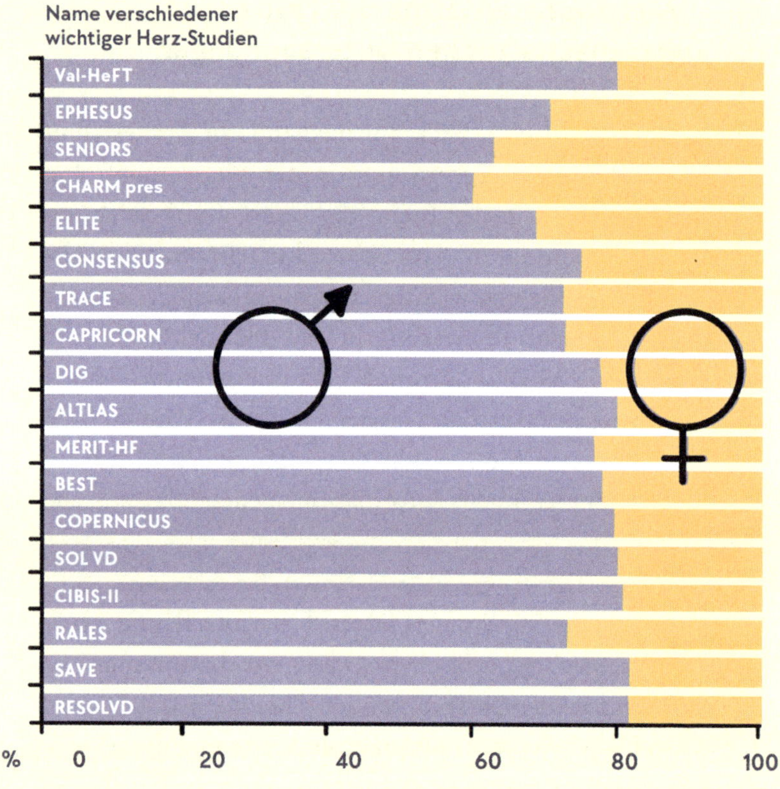

ABBILDUNG 13

Links steht die Liste großer internationaler Studien, die sich mit den besten Strategien zur Behandlung und Medikation von Herzerkrankungen beschäftigt haben. Der Großteil aller Daten, die in diesen Studien untersucht wurden, kam von männlichen Teilnehmern (ca. 80 %), nur ein geringer Teil (ca. 20 %) von Patientinnen.

schiede angesehen hat, berichtete 2019, dass aufgrund der männerdominierten Studien aktuell noch Unklarheit über geschlechtsspezifische Mechanismen der Herzschwäche und vor allem der geschlechtssensiblen Therapie bestehen. Weil die Reaktion von Frauen auf Medikamente nicht ausreichend dokumentiert ist, löst der vermeintliche Fehlschlag der Behandlung bei Ärzten und Patientinnen oft Frust aus. Manchmal werden die Medikamente abgesetzt und die Patientinnen damit um die Schutzwirkung gebracht, oder aber die Dosis wird erhöht (»Viel hilft viel«), was erhöhte Nebenwirkungen auslöst. Die Behandler tappen oft im Dunkeln, was die exakt richtige Therapie für Frauen betrifft.

Aber warum ist die Zusammensetzung der Studien so verzerrt? Ein wesentlicher Grund dafür ist, dass die Pharmaindustrie und die Wissenschaft lange Zeit Sorge hatten, dass die Geschlechtshormone und vor allem deren monatliches, zyklusabhängiges Schwanken die Studienergebnisse verfälschen und abschwächen könnten. Dazu muss man wissen, wie Medikamentenstudien ablaufen. Es werden normalerweise zwei Gruppen gebildet. Die eine erhält den neuen Wirkstoff, die andere ein *Placebo*, also eine Tablette ohne jeden Wirkstoff. Dabei ist wichtig, dass weder die Patienten noch die Ärztinnen wissen, wer in welcher Gruppe ist. Dadurch werden positive (»Ich bekomme ein neues Medikament und werde sicher gesund!« bzw. »Die Patientin wirkt schon viel vitaler als gestern«) oder auch negative emotionale Einflüsse (»Ich bekomme keine richtige Medizin und werde sicher noch kränker werden!«) verhindert. Denn die heilende oder schädliche Kraft von Einstellungen und Emotionen ist mittlerweile gut belegt, aber diese Effekte dürfen die Ergebnisse pharmazeutischer Studien nicht verfälschen – hier geht es ausschließlich um die Wirkung des neuen Medikaments.

Das Argument gegen einen höheren Frauenanteil in medizinischen Studien lautete früher häufig, dass man dann viel mehr Untergruppen hätte und mehr Testpersonen bräuchte. Nicht mehr nur die beiden oben beschriebenen Gruppen »Wirkstoff« und »Placebo«, sondern beides differenziert in die Gruppen »Mann«, »Frau vor der Monatsblutung«, »Frau während der Periode« und »Frau nach der Menstruation«. Reichten für aussagekräftige Ergebnisse bisher 2000 untersuchte Personen (je 1000 mit Placebo und Wirkstoff), braucht man bei einer angemessenen Berücksichtigung von Frauen deutlich mehr, nämlich 8000. Das sparte man sich, indem man die »weiblichen« Ergebnisse sozusagen untergehen ließ in der Masse der »männlichen«.

Es ist höchste Zeit, dass Studien ausgewogen zusammengesetzt werden, und zwar verpflichtend und flächendeckend. Nur eine wissenschaftlich sauber zusammengesetzte Studie kann die dringend nötigen Informationen über Wirkungen und Nebenwirkungen von Medikamenten auch bei Frauen liefern, sodass wir Therapien endlich zuverlässig und zielgenau einsetzen können. Und spekulativ kann man sich mal wieder fragen, ob man bei der Zusammensetzung von Testgruppen dieselbe Ungleichheit akzeptiert hätte, wenn es Männer wären, die einen Monatszyklus haben …

Übrigens gibt es die Verzerrung auch in Tierversuchen, etwa mit Mäusen. Auch hier wurden lange überwiegend oder ausschließlich männliche Tiere eingesetzt, weil weibliche Mäuse aufgrund des hormonellen Zyklus als nicht einheitliche Gruppe angesehen wurden. Inzwischen hat man verstanden, dass man weibliche Exemplare deshalb nicht einfach weglassen kann.

Die Verzerrung zugunsten der Männer gäbe es sicher nicht, wenn der Frauenanteil beim Leiten und Veröffentlichen von Studien höher wäre. Der Vorwurf, dass Studien bewusst von Männern für Männer gemacht werden, die sich vor allem um ihre eigene optimale Behandlung in der Zukunft sorgen, wäre sicherlich zu holzschnittartig und polarisierend. Aber es wäre gut, wenn in Wissenschaft und Forschung ganz bewusst auf mehr weibliche Impulse und Sichtweisen geachtet würde – auch bei der Interpretation der Ergebnisse. Ein Marker dafür, wie gut (beziehungsweise schlecht) das klappt, ist die Erst-Autorenschaft. Die Person, die eine Studie initiiert, geleitet und vorangetrieben hat, darf die Ergebnisse in einer Fachzeitschrift publizieren. Bei der Nennung aller an der Arbeit Beteiligten gebührt dieser Person – unabhängig vom Alphabet – der erste Platz und damit meist die Anerkennung der Fachwelt. Veröffentlicht also zum Beispiel eine Frau Müller eine Studie, ist das die »Müller-Studie«. Und werden die Ergebnisse in anderen Veröffentlichungen aufgegriffen und diskutiert, geschieht das mit der Nennung des Journals, der Jahreszahl der Veröffentlichung und der Autorenangabe »Müller und andere«. Seit Jahren liegt der Frauenanteil bei Führungsrollen und Erst-Autorenschaft in der Kardiologie relativ konstant bei 20 bis 30 Prozent (siehe Abbildung 14) – und im Rest der Medizin sieht es nach allem, was ich weiß und beobachte, keineswegs besser aus.

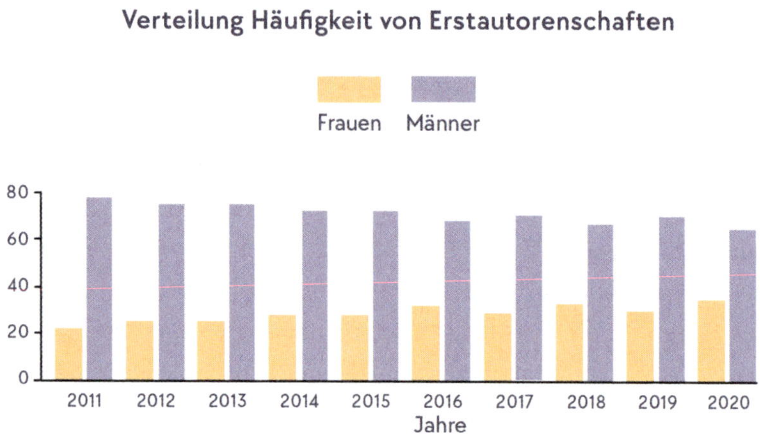

ABBILDUNG 14

Geschlechterverteilung bei der Leitung großer internationaler Studien mit wichtigen wissenschaftlichen Fragestellungen von 2011–2020. Der Anteil der Frauen war leicht steigend, ist aber weiterhin nicht annähernd gleich.

Noch schlechter sieht es in den wissenschaftlichen Gremien der Journale aus, die letztlich entscheiden, welche Studien überhaupt veröffentlicht werden. Hier liegt der Frauenanteil eher bei 10 bis 20 Prozent. Erst seit sehr wenigen Jahren macht sich die kardiologische Fachwelt Gedanken über eine gleichmäßigere Verteilung. Die Forderung betrifft viele Bereiche und Akteure – von der wissenschaftlichen Ausbildung über die Geldgeber (Pharmaindustrie oder staatliche Stellen) bis zu den Journalen und den Veröffentlichungen und der konkreten Verteilung der Aufgaben im Rahmen einer Studie. Alle Beteiligten brauchen ein stärkeres Bewusstsein für eine faire Geschlechterverteilung.

Wichtige Stichwörter sind hier auch ein kollegialer Umgang der Beteiligten ohne Schikane, Diskriminierung und Belästigung, ein transparentes Berichtswesen sowie eine »blinde« Begutachtung der Ergebnisse bezüglich Namen und damit Geschlecht der Beteiligten. Benachteiligung geschieht relativ selten als ganz bewusster Akt. Viel massiver wirken unbewusste Denkschemata (»Bias« heißt der Fachbegriff für eine solche nicht bewusste Verzerrung und Ungleichbehandlung).

Ein bewegender Roman führt dieses Thema eindrucksvoll vor Augen. *Eine Frage der Chemie* von Bonnie Garmus schildert das Leben einer engagierten Wissenschaftlerin, die aufgrund der geringen Wertschätzung von Frauen in der Wissenschaft in den 1960er Jahren nicht ihr volles Potenzial entfalten kann. Wir sind heute sicher weiter als in den Sechzigern – aber noch nicht annähernd weit genug.

In vielen gesellschaftlichen Bereichen werden Quoten diskutiert und angewandt. Allen Beteiligten ist bewusst, dass das schematische »Krücken« sind, die temporär angewandt werden, bis der Gedanke der Gleichstellung selbstverständlich ist. Und den Blick auf individuelle Faktoren wie Begabung, Fleiß und so weiter können und dürfen Quoten nicht komplett ersetzen. Ich gebe zu, dass ich der Vorstellung, in der Wissenschaft solle mit Quoten gearbeitet werden, eher skeptisch gegenüberstehe, weil sie dem Wert der einzelnen Wissenschaftler und Wissenschaftlerinnen nicht gerecht wird. Aber jeder Mensch sollte die gleiche Chance und die gleiche Unterstützung erhalten, um je nach Talent und Engagement wissenschaftlich arbeiten zu können.

Eine Gleichstellung von Frauen in Wissenschaft und Forschung wäre ein Riesenfortschritt. Aber parallel dazu muss sich auch das »Mindset«, also das Bewusstsein der täglich praktizierenden Ärztinnen und Ärzte ändern. Frei nach Goethes Motto »Man sieht nur, was man weiß« wird an einen spezifisch weiblichen Aspekt bei einer Herzerkrankung viel zu oft einfach nicht gedacht. Und leider werden selbst Hinweise und gezielte Fragen oft abgetan und verneint. Eindrucksvoll war dies zu erleben, als ich im Rahmen einer Aufklärungskampagne vor niedergelassenen Kardiologinnen und Kardiologen einen Vortrag über blinde Flecken im Umgang mit herzerkrankten Frauen hielt und meine Aussagen mit verschiedenen Fällen aus dem Frauenherz-Zentrum untermauerte. Es folgte zunächst ein vielsagendes Schweigen und dann eine Mischung aus Empörung (»Das glauben Sie doch selber nicht!«) und Leugnen (»Wenn so eine Patientin mal kommen sollte, werde ich das schon richtig machen!«). Ein Großteil der anwesenden erfahrenen und lange in ihren Praxen arbeitenden Medizinerinnen und Mediziner konnte oder wollte sich dem Thema der geschlechtssensiblen Kardiologie nicht öffnen. Und so kommt es immer wieder zu traurigen Geschichten wie dieser:

Ein Fall-Bericht aus dem Frauenherz-Zentrum: Heidi

Mein Name ist Heidi, ich bin 48 Jahre alt, und mein Leidensweg begann 2019. Mit immer wieder bestehendem Druckgefühl in der Brust und Herzstolpern ging ich zu einem niedergelassenen Kardiologen, dann zum Hausarzt, dann wieder zum Kardiologen und schließlich in die Uniklinik, um dort einen Herzkatheter zu bekommen. Es stellte sich eine geringe Undichtigkeit einer Herzklappe heraus, das sollte meine Beschwerden erklären … aber geholfen hat mir keiner.

Im Frühjahr 2021 habe ich dann durch einen Artikel erfahren, dass es Ärztinnen und Ärzte gibt, die sich auf Frauenherzen spezialisiert haben. Um ehrlich zu sein, ging ich mit sehr gemischten Gefühlen zu dem Termin ins Frauenherz-Zentrum, weil ich schon zu oft enttäuscht wurde und man mich zu häufig als Simulantin abgetan hatte. Ich wurde aber positiv überrascht, als ich hörte, dass mir geholfen werden kann. Vor Erleichterung fing ich an zu weinen.

Dann kam der Tag der erneuten Herzkatheter-Untersuchung. Ich war sehr aufgeregt, mir wurde eine Sonde bis zum Herzen gelegt. Dann wurde mir ein Medikament gespritzt, und ich bekam starke Atemnot und einen starken Druck auf der Brust, in etwa so, wie ich es seit mehreren Jahren kannte. Mit der Diagnose einer Verkrampfungsneigung der Herzkranzgefäße und einem neuen Medikament fühlte ich mich bald wieder besser und konnte meinen Alltag wieder bestreiten. Insgesamt habe ich diese Therapie eines Kalzium-Blockers 7 Monate lang genommen.

Dann begann mein Leidensweg wieder von vorne, weil mein neuer niedergelassener Kardiologe diese Diagnose nicht anerkannte und mir das Medikament wieder absetzte. Im Laufe der dann folgenden Woche ging es mir wieder schlechter. Ich rief den Kardiologen an und sagte ihm das, aber er weigerte sich, mir den Blocker wieder zu verordnen. Er blieb dabei, dass die Diagnose aus dem Frauenherz-Zentrum nicht stimmt, und ich wurde immer schwächer und konnte nicht mehr.

Ich kontaktierte daraufhin Prof. Becker und schilderte ihm meine Situation. Seitdem nehme ich das Medikament wieder, und mir geht es langsam wieder besser. Ich bin sehr dankbar, dass es Menschen gibt, die dem Gegenüber zuhören und es nicht als hysterisch in eine Schublade stecken.

Es ist sehr schade, dass es Ärztinnen und Ärzte gibt, die diese Diagnose nicht anerkennen und es lieber in Kauf nehmen, den Patientinnen zu schaden, als einzugestehen, dass es etwas gibt, was sie nicht können.

Mit besten Grüßen, Heidi

8 Schlecht behandelt: Wie massiv Frauen immer noch benachteiligt sind

Ich habe schon einige wissenschaftliche Untersuchungen erwähnt, die eindrucksvoll zeigen, dass es gravierende Unterschiede zwischen den Geschlechtern bei der medizinischen Versorgung und der daraus resultierenden Überlebenswahrscheinlichkeit gibt. Ich möchte hier weitere Studien nennen und verschiedene Aspekte beleuchten, die die dramatisch schlechtere Betreuung von Patient*innen* verdeutlichen:

2018 hat die Europäische Herz-Gesellschaft festgestellt, dass Frauen mit der Herzrhythmusstörung *Vorhofflimmern* später zu einer Verödungstherapie geschickt werden, obwohl sie mehr Symptome haben und mehr unter dieser Rhythmusstörung leiden. Bekommen Frauen diesen Eingriff endlich, ist er seltener erfolgreich, und es gibt häufiger Komplikationen. Vergleichbares gilt bei Herzschrittmacher-Eingriffen: Frauen bekommen später einen solchen Schrittmacher eingesetzt, obwohl sie mehr als Männer davon profitieren würden.

Eine große Untersuchung aus dem Jahr 2021 hat sich die Unterschiede der medizinischen Versorgung von insgesamt fast 56 000 Männern und Frauen mit Herzschwäche angesehen. Es kam heraus, dass Frauen im Durchschnitt älter sind, wenn bei ihnen eine Herzschwäche entdeckt wird (79 Jahre im Gegensatz zu knapp 75 Jahren bei Männern) und nach der Diagnose weniger von den modernen Therapieansätzen profitieren als Männer. Dies mag daran liegen, dass Frauen und Männer unterschiedlich häufig an den verschiedenen, oben beschriebenen Arten der Herzschwäche leiden und diese nach unterschiedlich langer Zeit als krankhaft wahrnehmen. Und auch die Therapien, die Frauen angeboten bekommen, sind andere (siehe Kapitel 6). Es kann aber auch daran liegen, dass Frauen generell länger warten, bevor sie einen Spezialisten aufsuchen, sodass die Herzschwäche deutlich später entdeckt wird. In einer anderen Studie wurde festgestellt, dass bei Männern 882 Tage von den ersten wahrgenommenen Symptomen bis zur korrekten Diagnose »Herzschwäche« vergehen, bei Frauen hingegen 1052 Tage, also ein halbes Jahr mehr.

Eine weitere Untersuchung hat gezeigt, dass Frauen bei einer Herzschwäche mit reduzierter Herzfunktion seltener die nötigen Medikamente verschrieben bekommen und noch seltener die richtige Dosis gefunden wird.

Eine Studie aus Großbritannien hat Daten von Patienten und Patientinnen untersucht, die sich in den Jahren 2013 bis 2016 mit Herzinfarkt oder mit Schmerzen im Brustbereich infolge einer Verengung von Herzkranzgefäßen im Krankenhaus vorstellten. Die Frauen waren im Durchschnitt fünf Jahre älter, und es zeigten sich auch hier Unterschiede in der Behandlung: Frauen erhielten in dieser Situation zu 16 Prozent seltener eine Herzkatheter-Untersuchung, und im Rahmen dieser Untersuchung wurde bei Frauen zu 10 Prozent seltener eine Gefäßstütze, ein *Stent*, eingesetzt. Bei einem *ST-Strecken-Herzinfarkt*, also der schweren Form des Herzinfarkts, bei dem eine sofortige Herzkatheter-Untersuchung international empfohlen wird, wurde Frauen seltener eine direkte Untersuchung angeboten, und es verging bei ihnen mehr Zeit, bis ein durch Infarkt verschlossenes Gefäß wieder geöffnet wurde. Diese Zeitspanne wird übrigens als »door to balloon«-Zeit beschrieben, also die Dauer zwischen der Aufnahme im Krankenhaus, wenn die Patientin durch die Tür (»door«) kommt, und der Aufdehnung der Gefäß-Engstelle durch einen Ballon im Herzkatheter-Labor (siehe Kapitel 5d und Abbildung 9). Im weiteren Verlauf erhielten Frauen seltener die empfohlene Therapie mittels Blutverdünner oder einem Statin, das die Blutfettwerte senken und das Risiko für ein Voranschreiten der Gefäßverkalkungen reduzieren kann. Die Autoren dieser Studie sehen als möglichen Grund für die Zurückhaltung bei der *Stent*-Einsetzung die kleineren weiblichen Gefäße, die – unter anderem wegen der standardisierten Größe der kardiologischen Gerätschaften wie Katheter und Stents – komplexere Eingriffe und mehr Komplikationen bedeuten. Die vergleichsweise späte Herzkatheter-Untersuchung hängt vermutlich mit der Unsicherheit und Unkenntnis von Ärztinnen und Ärzten zusammen. Sie können die Beschwerden von Frauen oft nicht richtig deuten und nehmen sie als untypisch wahr. Hier bedarf es also dringend einer weiteren Schulung und Aufklärung des medizinischen Personals.

Vergleichbare Ergebnisse zeigte eine Datensammlung von fast 50 000 Patienten zwischen 18 und 45 mit Zuckerkrankheit und einem akuten Herzinfarkt, also Hochrisiko-Fällen, die einer besonderen Fürsorge bedürfen. Aber auch hier erwiesen sich die Frauen als benachteiligt, was Stent-Einsetzungen und Bypass-Operationen betrifft. Männer bekamen entsprechende Eingriffe deutlich öfter empfohlen.

In einer weiteren Studie wurde 2019 untersucht, inwieweit eine Herzkatheter-Untersuchung (also: Behandlung) bei einem Herzinfarkt erfolgreich war. Um die Wirksamkeit zu überprüfen, verwendet man als Indikator den *TIMI-Fluss*, der den Blutfluss durch die Herzkranzgefäße beschreibt. Ein TIMI-Fluss von 0 bedeutet, dass das Gefäß (durch Verkalkung oder ein Blutgerinnsel) komplett verschlossen ist und es keinen Blutfluss mehr gibt. Ein Wert von 3 ist optimal – das Blut fließt also mit normaler Geschwindigkeit und in normaler Menge durch die Herzkranzgefäße. Die Studie hat nun gezeigt, dass sich Ärzte und Ärztinnen nur bei 5,5 Prozent der männlichen Patienten nach dem Eingriff mit einem TIMI-Fluss von weniger als 3 zufriedengaben. Bei Patient*innen* geschah dies zu einem deutlich größeren Anteil: 8,8 Prozent. Diesem Ungleichgewicht entsprach dann auch die unterschiedliche Überlebensrate. Nach der Behandlung starben nur 2,5 Prozent der Männer binnen 30 Tagen nach dem Herzinfarkt, aber ein fast doppelt so hoher Anteil der betroffenen Frauen: 4,8 Prozent (siehe Abbildung 15). Ein Grund hierfür ist auch, dass Frauen zu spät den Notarzt riefen beziehungsweise ins Krankenhaus kamen, also vom Infarkt bis zur Behandlung mehr kostbare Zeit verlorenging. Erschwerend kommt hinzu, dass der Schaden durch verlorene Zeit bei Frauen in der Regel größer ist als bei Männern. Aus Tierversuchen wissen wir, dass das weibliche Immunsystem im Herzinfarktgebiet eine deutlich stärkere Reaktion zeigt, was die Durchblutung des Herzmuskels weiter verschlechtern kann.

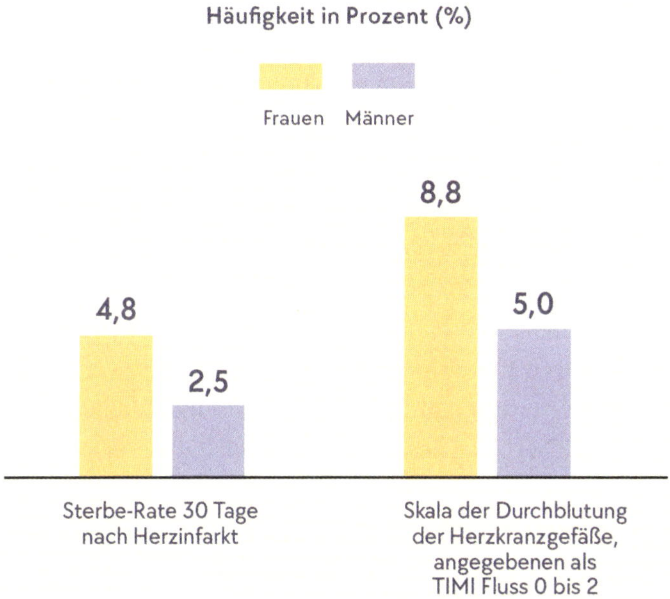

ABBILDUNG 15

Ergebnis einer Studie zu der unterschiedlichen Versorgung von Männern und Frauen nach einem Herzinfarkt:

Rechts: Der Blutfluss in den Herzkranzgefäßen wird in einer Skala (*TIMI-Fluss*) von 0 bis 3 angegeben, wobei *TIMI* = 0 keinen Fluss, also ein verschlossenes Gefäß, und *TIMI* = 3 einen normalen, altersentsprechenden Fluss im Herzkranzgefäß angibt. In der vorgestellten Studie wurde aufgezeigt, dass Ärzte und Ärztinnen bei einer Herzkatheter-Untersuchung im Rahmen eines Herzinfarktes bei Frauen deutlich häufiger (in 8,8 % der Fälle) mit einem nicht so guten Ergebnis zufrieden sind (Stopp der Untersuchung bei *TIMI-Fluss* 0 bis 2) als bei Männern (nur 5 %).

Links: Dieses schlechtere Ergebnis nach der Herzkatheter-Untersuchung spiegelt sich auch in der Sterberate nach 30 Tagen wider: fast doppelt so viele Frauen (4,8 %) sterben innerhalb dieser Zeit im Vergleich zu Männern (2,5 %).

Auch bei der operativen Sanierung von verkalkten und verengten Herzkranzgefäßen, also bei Bypass-Operationen, sind Frauen im Nachteil. In einer 2020 veröffentlichen Studie mit einer hohen Zahl von untersuchten Operationen wurde gezeigt, dass Frauen noch bis 14 Jahre nach diesem Eingriff eine erhöhte Sterblichkeit im Vergleich zu Männern aufweisen. Die jährliche Todesrate liegt bei Männern seit 20 Jahren bei maximal 4 Prozent. Bei den Frauen lag der Wert um die Jahrtausendwende bei etwa 8 Prozent und konnte in den letzten Jahren immerhin auf 5–6 Prozent reduziert werden, was aber weiterhin deutlich oberhalb der männlichen Sterberate liegt. Die Ursachen sind erneut vielfältig: Frauen sind im Durchschnitt zehn Jahre älter als Männer, wenn eine Bypass-Operation geplant werden muss, was bedeutet: mehr Begleiterkrankungen und Risikofaktoren. Deshalb werden sie häufiger als Notfall eingeliefert – und wir entdecken auch häufiger bereits durchgemachte »stille« Herzinfarkte, die die Patientin nicht bemerkt hat, weil die Symptome nicht ausreichend stark und klar waren und von ihr und den behandelnden Ärztinnen und Ärzten nicht richtig eingeordnet wurden.

Zum Thema Bypass-Operationen ist eine weitere Untersuchung aus dem Jahr 2022 interessant, die 1,2 Millionen Daten aus den USA ausgewertet hat, die aus den davorliegenden zehn Jahren stammten. Laut internationalen Empfehlungen sollten, soweit möglich, *alle* verengten Herzkranzgefäße mit einem Bypass versorgt werden. Zur Herstellung des Bypass sollten vor allem *arterielle* Gefäße verwendet werden, weil bei ihnen die Gefahr einer erneuten relevanten Verkalkung und eines Verschlusses deutlich geringer ist. Die Autoren fanden heraus, dass Frauen diese optimale Versorgung der Herzkranzgefäße zu etwa 20 Prozent seltener erhalten.

Manchmal ist das Herz so schwer geschädigt, dass eine Transplantation nötig ist. Und auch hier dasselbe Ergebnis: Frauen bekommen viel seltener, und wenn, dann in einem viel späteren Stadium ein neues Herz. Abgesehen vom längeren Leidensweg bedeutet dies, dass die Patientinnen in einer schlechteren körperlichen Verfassung operiert werden, was den Operationserfolg und die Überlebensperspektiven verschlechtert.

Neben den von mir ausgewählten gibt es unzählige weitere, sicherlich ebenfalls hochwertige und aussagekräftige Untersuchungen über geschlechtsbezogene Unterschiede. Ich möchte noch von einer Arbeit berichten, die mich sehr erschreckt hat:

2019 wurde in den Niederlanden untersucht, wie es Menschen ergangen ist, die zwischen 2006 und 2012 im häuslichen Umfeld oder unterwegs, also außerhalb eines Krankenhauses, mit einem Kreislaufstillstand zusammengebrochen sind und wiederbelebt werden mussten. In diesen Situationen ist ein umsichtiges und rasches Handeln der Umstehenden oft lebensrettend: Feststellung des Herz-Kreislauf-Stillstands, Alarmieren des Rettungswagens, Wiederbelebungsmaßnahmen wie Mund-zu-Mund-Beatmung und Herzdruckmassage und parallel die Suche nach einem öffentlichen Defibrillator.

Frauen waren, so zeigt die genannte Studie, häufiger unbeobachtet, wenn sie umfielen, weshalb häufiger nicht sofort Hilfe kam. Dies liegt zum Beispiel daran, dass Frauen häufiger die häusliche Arbeit leisten, also tagsüber allein sind; außerdem haben sie eine höhere Lebenserwartung, sind also häufiger verwitwet und alleinlebend. Aber auch wenn es Zeugen gab, wurde bei Männern häufiger mit Wiederbelebungsmaßnahmen begonnen als bei Frauen. Erklärt wurde das mit dem Unterschätzen der Gefahr bei Frauen. Bei einem am Boden liegenden Mann nehmen Umstehende offenbar häufiger an, es könnte ein Herzinfarkt sein, als bei Frauen; bei ihnen denken offenbar viele zuerst an einen Sturz. Eine Rolle spielt wohl auch, über welche Beschwerden Menschen unmittelbar vor dem Umfallen geklagt haben. Die wahrscheinlich im Vorfeld geschilderten Brustschmerzen des Mannes werden von Laien eher als Hinweis auf einen Herzinfarkt erkannt als die Rücken- und Halsschmerzen und das Unwohlsein der Frau. (Ob manchmal auch eine Scheu eine Rolle spielt, bei einer Frau die Brust freizulegen und mit der Herzdruckmassage zu beginnen und sich – falls es doch nur eine kurze Ohnmacht war – dem Vorwurf der sexuellen Belästigung ausgesetzt zu sehen, muss Spekulation bleiben.)

Insgesamt wurden weniger Frauen noch lebend ins Krankenhaus gebracht, und unter diesen konnten weniger nach Behandlung lebend nach Hause entlassen werden als bei den Männern. Erneut spielt hier wohl eine Rolle, dass Frauen seltener eine Herzkatheter-Untersuchung und einen Gefäß-Eingriff oder eine Bypass-Operation erhalten, auch wenn die Ursache des Herzstillstands eine Durchblutungsstörung des Herzens ist.

Wie kommt es nun zu all diesen Ungleichheiten in der Versorgung und zur Benachteiligung von Frauen bei der Behandlung? Natürlich gehen Mediziner und Medizinerinnen nicht mit halbem Elan an die Arbeit, wenn »nur« eine Frau in die Praxis oder ins Krankenhaus kommt. Ich habe einige

Gründe und Erklärungsansätze genannt: biologische, kulturelle und gesellschaftliche. Aber etwas zieht sich wie ein roter Faden durch das Buch und durch meine Arbeit der letzten Jahre, das auch mit uns Ärzten und Ärztinnen zu tun hat und das wir besser machen könnten: Immer wieder werden Frauen mit Beschwerden, die eigentlich auf das Herz hinweisen, nicht nach den aktuellen Empfehlungen behandelt. Patien*tinnen* erhalten in der Notaufnahme seltener ein EKG, im weiteren Verlauf seltener eine Herzkatheter-Untersuchung, und auch die medikamentöse Therapie enthält seltener so wichtige Bestandteile wie einen Fettsenker oder einen Blutverdünner wie Aspirin. Und das, obwohl all dies eigentlich medizinischer Standard ist beziehungsweise sein sollte. Viele der zitierten Studien wurden in den wichtigsten internationalen und europäischen Herz-Journalen veröffentlicht. Das unterstreicht den dringenden Auftrag an die Wissenschaft und an alle Ärzte und Ärztinnen, die medizinische Versorgung und unerwünschte Nebeneffekte und Komplikationen geschlechtssensibel zu betrachten.

Das Bewusstsein dafür ist inzwischen geweckt. In Medikamentenstudien versucht man, auf ein ausgeglicheneres Verhältnis zwischen den Geschlechtern zu achten. Und auch die Frage nach dem Warum der oben genannten Behandlungsunterschiede wird immer häufiger gestellt. Trotzdem liegt noch ein Weg vor uns, bis diese Selbstverständlichkeit erreicht ist: dass Frauen und Männer gleich behandelt werden und dieselben Chancen auf Überleben, Heilung und Genesung haben.

8a Es geht auch anders. Meine Erfahrungen im Frauenherz-Zentrum

Ich habe Ihnen bereits von der Zurückhaltung so mancher Kardiologen gegenüber einer geschlechtssensiblen Medizin erzählt. So hatte ich keine allzu großen Erwartungen, als ich 2018 zum ersten Mal angesprochen wurde: ob ich mir einen Wechsel an das Rhein-Maas Klinikum in Würselen vorstellen könne, um dort die interventionelle Kardiologie mit aufzubauen.

Dieses Krankenhaus zählt zu den größten Kliniken in der Städte-Region Aachen und bildet in seinen 17 Abteilungen fast das gesamte medizinische Leistungsspektrum ab. Neben der breiten Expertise fiel mir sofort die herzliche Atmosphäre in den Gängen auf. Hier stehen Patienten und Besucherinnen nicht lange suchend auf dem Flur herum, bevor eine Unterstützung angeboten wird. Mein positiver Eindruck festigte sich, und daran kann ich mich noch sehr gut erinnern, als ich den damaligen Geschäftsführer traf, um mit ihm über meine wissenschaftlichen und klinischen Erfahrungen bezüglich der schlechteren Behandlung von Frauen zu sprechen. Die ehrliche Betroffenheit und der glaubhafte Wunsch, daran etwas zu ändern, haben dann das Team, das mich glücklicherweise bei meinem Wechsel begleitet hat, und mich selbst überzeugt, dass dort eine andere Medizin möglich sein würde. Schnell wurde uns jede Hilfe angeboten, sodass wir bereits nach kurzer Zeit das erste Frauenherz-Zentrum in Deutschland gründen konnten. Wie im Vorwort geschildert, war die Resonanz direkt groß: äußerst positiv von der Presse und der Bevölkerung, sehr negativ von den kardiologischen Abteilungen und Praxen in der Umgebung.

Um aber kein falsches Bild aufkommen zu lassen, möchte ich betonen, dass wir nicht die einzige Abteilung oder Praxis in Deutschland sind, die sich mit Frauenherzen und den geschlechtsspezifischen Unterschieden in der Kardiologie beschäftigt. Es gibt viele tolle Kolleginnen und Kollegen, zum Beispiel in Berlin, Erfurt, Regensburg und Stuttgart, mit denen wir einen engen Austausch pflegen und die dort und auch an anderen Orten jeden Tag mit großem Engagement an diesem Thema arbeiten. Zahlreiche dieser Mitstreiterinnen und Mitstreiter sind politisch und wissenschaftlich in der Arbeitsgruppe Gendermedizin organisiert, die bereits 2001 sehr weitsichtig von der Deutschen Gesellschaft für Kardiologie (DGK) gegründet wurde. Gemeinsam haben wir 2024 ein Positionspapier verfasst, das im Namen der DGK den aktuellen Kenntnisstand beschreibt und Ziele für die Arbeit der kommenden Jahre definiert.

Inzwischen sind sechs Jahre vergangen seit der Gründung des Frauenherz-Zentrums am Rhein-Maas Klinikum. In dieser Zeit kamen über 4000 Frauen aus ganz Deutschland und dem nahen Ausland zu uns. Und die Schilderungen langer Leidenswege und frustrierender Arztbesuche sind das, was wir traurigerweise am häufigsten hören. Ich bin froh und dankbar, dass auch unser aktueller Geschäftsführer vom Frauenherz-Zentrum begeistert ist. Die Einrichtung eines weiteren Herzkatheter-Labors, das speziell für dieses Zentrum gebaut wird, spricht für das fortdauernde Engagement. In diesem Labor können wir mit sehr geringer Röntgenstrahlung arbeiten und Frauen so besonders schonend behandeln.

Was sind die Aufgaben der Zukunft auf dem Gebiet der geschlechtssensiblen Kardiologie? Neben einer fokussierten Diagnostik und Therapie und einer möglichst breiten Aufklärungsarbeit für die Bevölkerung sowie für die Kollegenschaft durch Vorträge, Pressearbeit oder auch dieses Buch sehen wir die wissenschaftliche Aufarbeitung als einen wesentlichen Auftrag. Nur wenn wir mehr Informationen sammeln und mehr Erkenntnisse über die geschlechtsspezifischen Aspekte des Herz-Kreislauf-Systems gewinnen, erreichen wir, dass irgendwann jeder Mensch überall und unabhängig von seinem Geschlecht die optimale und individualisierte Behandlung bekommt, die er und sie verdient. Deshalb dokumentieren wir zu allen Fällen die Vorgeschichte, die Beschwerden, die Diagnostik und Therapie sowie unsere Untersuchungsergebnisse und kontaktieren die Patientinnen nach einer gewissen Zeit von uns aus erneut, um den weiteren Krankheitsverlauf und den Erfolg der von uns empfohlenen Therapie zu erfahren. Aktuell (Stand im Frühjahr 2024) können wir auf die kompletten Daten von etwa 750 Patientinnen zurückgreifen und diese wissenschaftlich auswerten. Natürlich haben wir dabei im Blick, dass sich unsere Daten nicht eins zu eins auf die Gesamtbevölkerung übertragen lassen. Zu uns kommen viele Frauen, deren Beschwerden anderswo nicht oder nicht korrekt diagnostiziert worden sind, also überdurchschnittlich viele Fälle, die nach alten Maßstäben als »untypisch« und »unspezifisch« betrachtet werden.

Kommt eine Patientin zu uns, die bislang ungeklärte Beschwerden im Oberkörper (Brust, Bauch, Rücken und Hals) oder Luftknappheit oder Herzstolpern hat, führen wir zunächst ein ausführliches Gespräch über Dauer, Art, Stärke und Zeitpunkt des Auftretens der Beschwerden. Dabei kommt es vor allem aufs Zuhören an – keine natürliche Stärke von uns Medizinerinnen und Medizinern. Eine Untersuchung aus dem Jahr 2005 hat gezeigt, dass es im Schnitt weniger als 20 Sekunden dauert, bis Patientinnen und Patienten das erste Mal unterbrochen werden. Wir machen uns dieses Defizit bewusst und arbeiten daran. In zweiter Linie kommt es aufs genaue Fragen an, weil es oft um Nuancen geht: Ist der Brustschmerz eher ziehend? Reißend? Drückend? Brennend? Strahlt er in den Rücken aus? Den Bauch? Den Unterkiefer? Den ganzen Kopf? Tritt er in besonderen Situationen auf – nach dem Essen, vor der Mahlzeit oder nachts? Bei Belastung oder eher in Ruhe und Entspannung? Dann sichten wir die bis dahin durchgeführten Untersuchungen und deren Ergebnisse. Gemeinsam mit den Patientinnen wird dann der Ablauf der weiteren Untersuchungen besprochen. Mir ist es wichtig, dass die Frauen den Sinn der anstehenden nächsten Schritte erfahren. Nur wenn die Patientin genau versteht, was wir vermuten, welche Untersuchung wir empfehlen, wie diese abläuft und welche Konsequenzen welches Ergebnis hätte, kann sie wieder Vertrauen fassen. Denn die oft jahrelangen Enttäuschungen und Frustrationen im Kontakt mit Ärzten und Ärztinnen haben das Vertrauen in »Weißkittel«, aber auch in den eigenen Körper und die eigene Wahrnehmung oft schwer beschädigt. Deshalb ist es so wichtig, von Anfang an für ein gutes und vertrauensvolles Verhältnis zu sorgen und den Patientinnen die »anerzogene« Unsicherheit zu nehmen, damit sie möglichst entspannt und zuversichtlich durch die weitere Diagnostik gehen.

Und nun kommt ein wenig Statistik – hinter der sich aber oft dramatische Geschichten verbergen. Das Durchschnittsalter der 750 ersten Patientinnen, deren Daten wir systematisch auswerten, lag bei 53 Jahren. Wir haben aber auch schon eine 23-Jährige und eine 82-Jährige mit unklaren Beschwerden behandelt. Erschreckend ist die nächste Zahl: Der durchschnittliche Leidensweg erstreckte sich über sieben Jahre! Manche Frauen hatten aber auch jahrzehntelang zumindest phasenweise Beschwerden und keine richtige Erklärung dafür. Im Durchschnitt berichteten die Frauen von 13 Kontakten mit Ärzten und Ärztinnen aufgrund ihrer Probleme. Meistens begann die Odyssee in der Hausarztpraxis, dann wurden in unterschiedlicher Reihenfolge Fachpraxen für Herz, Magen-Darm oder Lunge besucht. Ironischerweise hatte fast jede Frau schon eine Herzkatheter-Untersuchung erlebt, außerdem mindestens eine Magenspiegelung – und 76 Prozent waren bereits in einer unterstützenden psychologischen Therapie.

Die Beschreibung der Beschwerden durch die Frauen macht deutlich, warum es für konventionell, also nicht geschlechtssensibel ausgebildete Ärztinnen und Ärzte oft so schwierig ist, die richtige Diagnose zu stellen. Der Ort der Schmerzen war – manchmal ausschließlich, manchmal in Kombination mit anderen – in 62 Prozent der Fälle der Brustraum, außerdem der Bauch (48 %), der Rücken (39 %) und der Hals-/Kopfbereich (14 %). Dazu kam in 72 Prozent der Fälle Luftknappheit und bei 64 Prozent vermehrtes Herzstolpern. Ein ganz wichtiger Punkt: Die Beschwerden traten in den meisten Fällen überwiegend im Ruhezustand, also nachts oder nach (!) einer körperlichen oder emotionalen Belastung auf. Und das ist leider der wichtigste Grund dafür, dass vielen der zuvor aufgesuchten Kolleginnen und Kollegen der Zusammenhang mit dem Herzen nicht klar war. Im Medizinstudium wird gelehrt, dass klassische Herzbeschwerden, die durch eine klassische Verkalkung der Herzkranzgefäße entstehen, vor allem *während* einer Belastung auftreten. Dann benötigt das Herz mehr sauerstoffreiches Blut, das aber aufgrund der verengten Gefäße nicht schnell genug zum Herzmuskel transportiert werden kann.

In mehr als der Hälfte »unserer« Fälle (62 Prozent) fanden wir aber keine Verkalkung, sondern eine *vaso-spastische Angina*. Diese Beschwerden entstehen (siehe Kapitel 2a) durch eine Verkrampfungsneigung der Herzkranzgefäße. In 39 Prozent der Fälle lag (zusätzlich oder ausschließlich) eine *mikrovaskuläre Angina* vor, also eine unverhältnismäßige Engstellung in der kleinsten Herzdurchblutung (siehe Kapitel 2a und 5d). In nur 8 Prozent der vorgestellten Fälle sahen wir eine Verkalkung der Herzkranzgefäße als Ursache der Beschwerden, die bei etwas mehr als der Hälfte der Frauen mittels Stent-Einsetzung behandelt wurde. Dieser geringe Wert ist keine Überraschung, denn die Verkalkung ist das, wonach die meisten Kardiologinnen und Kardiologen schauen; diese Fälle werden also überwiegend auch ohne unsere Hilfe entdeckt. In lediglich 4 Prozent der Fälle konnte keine *kardiale* Ursache der geschilderten Symptome gefunden werden.

In den meisten Fällen haben wir eine medikamentöse Therapie mit *Kalzium-Antagonisten* und/oder Nitraten angesetzt, um die Herzkranzgefäße zu entspannen und zu erweitern. In speziellen Fällen kamen auch Betablocker und ACE-Hemmer/Sartane (siehe Kapitel 4b) zum Einsatz. Bei den meisten Patientinnen stellte sich erstaunlich schnell ein positiver Effekt ein. Oft war aber auch viel Geduld auf beiden Seiten nötig, weil die Dosis wegen Unverträglichkeiten, individuellen Vorbehalten gegenüber einer Therapie oder gravierenden Nebenwirkungen nur sehr langsam gesteigert werden konnte oder wir die Medikation mehrfach ändern mussten. Bei zwei Patientinnen war ein spezieller Herzkatheter-Eingriff mit Einsetzen eines sogenannten CS-Reducers (siehe Abbildung 16) erforderlich. Durch das Einsetzen eines Schirmchens in die Hauptvene am Herzen, den *Koronarsinus* (mit CS für lateinisch »Sinus coronarius« abgekürzt), wird das Blut, das den Herzmuskel durchblutet und mit Sauerstoff versorgt, vor dem Abfluss über die Venen gestaut und fließt verzögert ab. Damit Sie sich das besser vorstellen können: Als Kind habe ich, wenn ich mit meinen Eltern an einem kleinen Gebirgsbach in Österreich war, gerne einen großen Stein hineingelegt, um das Wasser zu stauen. Das geschieht auch auf natürliche Weise, wenn sich Geröll im Bachbett verkantet. Dann schwillt der Bach an und die Blumen und Wiesen neben dem Bachbett bekommen in diesem Bereich mehr Wasser und wachsen besser. So ist das auch am Herzen: Durch das bewusste Aufstauen des Blutes wird der Druck und damit die Durchblutung des Herzmuskels erhöht und die Beschwerden lassen nach.

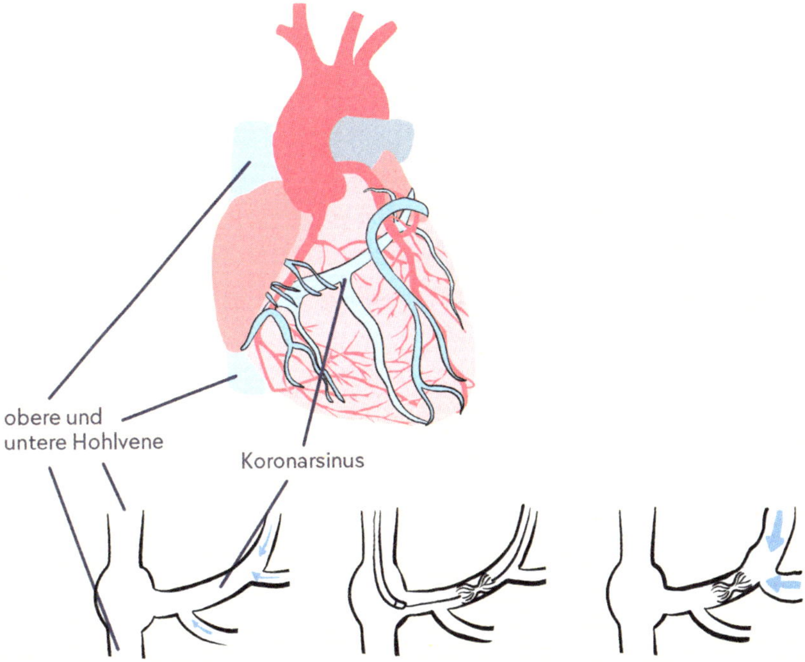

ABBILDUNG 16

Oben: Das *arterielle* (sauerstoffreiche) Blut gelangt über die Herzkranzgefäße (rot dargestellt) und die kleinsten Gefäße (die *Mikrozirkulation*) in den Herzmuskel und versorgt diesen mit Sauerstoff. Das *venöse* (sauerstoffarme) Blut wird über verschiedene *Venen* (blau dargestellt) in eine Hauptvene, den *Koronarsinus* (CS), abgeleitet.

Unten links: Schematische Darstellung des weiteren Blut-Abflusses aus dem Koronarsinus in die rechte Vorkammer, wohin auch die großen *Hohlvenen* das Blut aus dem Körper zurückleiten. **Unten Mitte:** Über einen Katheter wird ein kleines Schirmchen, das wie ein Spiel-Jo-Jo aussieht, in den Koronarsinus eingeführt und dort entfaltet. **Unten rechts:** Das Schirmchen, der CS-Reducer (»Reduzierer des Koronarsinus«), verbleibt im Koronarsinus. So wird das venöse Blut, das aus dem Herzmuskel abgeleitet werden soll, im Abfluss gehemmt und staut sich auf. Der Druck der Herzmuskeldurchblutung wird so gesteigert.

Durch unsere Therapien konnten bei 98 Prozent der Patientinnen die Beschwerden so deutlich verringert werden, dass sie ihr Leben wieder normal genießen können. Bei vier von fünf Frauen erreichten wir sogar komplette Schmerzfreiheit. Sehr selten war eine zusätzliche schmerztherapeutische Therapie erforderlich. Diese Zahlen sind ein toller Erfolg und ein wichtiger Ansporn für unsere weitere Arbeit!

Ein Fall-Bericht aus dem Frauenherz-Zentrum: Jenny

Liebe Leserinnen und Leser.

Mein Name ist Jenny, ich bin 37 Jahre alt und habe seit Mai 2020 die Diagnose vaso-spastische *Angina pectoris*.

Doch bis es zu dieser Diagnose kam, sind rückblickend 8 lange Jahre vergangen. Denn dort begann mein Herz die ersten Male ins »Stolpern« zu geraten. In den darauffolgenden drei Jahren kam es immer wieder zu Phasen mit zusätzlichen Herzschlägen und plötzlich auftretendem Herzrasen, mit Schwindel und Brustenge als Begleiterscheinungen.

Ich ließ die Symptome vom Hausarzt und Kardiologen durch EKG, Langzeit-EKG und Blutabnahme untersuchen. Ergebnis: Alles in Ordnung, Zahl der Extrasystolen im normalen Bereich. Doch die Unsicherheit blieb mein ständiger Begleiter.

Trotzdem ging das Leben natürlich weiter. Ich bekam meine zwei wunderbaren Kinder, ging arbeiten und stemmte den Haushalt. Aber nach den Schwangerschaften kamen weitere Symptome wie Rücken-, Nacken- und Kieferschmerzen hinzu. Außerdem wurde ich von immer wiederkehrenden Migräneattacken geplagt. Auch dies ließ ich erneut durch Hausarzt, Zahnarzt und Orthopäden abklären, jedes Mal ohne befriedigendes Ergebnis. Ich sollte Physiotherapie machen, bekam eine Knirsch-Schiene zum Schlafen und sollte meinen Stress reduzieren und Ausdauersport betreiben.

Vor allem sollte ich aufhören, ständig auf alle Reaktionen meines Körpers zu achten und diese noch falsch zu interpretieren, denn gerade Leute vom Fach – und dazu zähle ich als Krankenschwester – würden dies nur zu gerne tun.

Also blieb alles beim Alten, trotz all der Arzt- und Facharztbesuche war ich ohne Diagnose. Es ging mir jedoch immer schlechter. Vor allem nachts und vormittags plagten mich Schwindel, Unruhe, Kieferschmerzen, Luftknappheit und Engegefühl in der Brust.

Inzwischen hatte auch meine Familie immer weniger Verständnis für meine Gemütszustände und Schwächeanfälle, obgleich sie sich natürlich um mich sorgten. Und auch ich glaubte meinem Körper nicht mehr und hatte das Gefühl, dass es psychisch bedingt sein müsse. Dennoch machte ich mich auf zum dritten Kardiologen, ich suchte mir dieses Mal extra einen Psycho-Kardiologen aus.

Dort allerdings wurde ich mit den Worten empfangen: »Sie sind 34 Jahre alt, was machen Sie da bei mir? Ach, Sie sind vom Fach, dann checken wir Sie mal durch, aber es wird schon nichts sein.« Das brachte mich völlig aus dem Gleichgewicht, ich zweifelte nun endgültig an mir selbst.

Ich zog beruflich die Reißleine, ging erneut in Elternzeit und versuchte mehr Ruhe in mein Leben zu bringen. Doch der nächste, völlig aus dem Nichts kommende Anfall mit Herzrasen folgte schon bald.

Den entscheidenden Schritt hatte ich dann meiner besten Freundin zu verdanken, durch sie hatte ich einen Termin bei Herrn Prof. Dr. Becker und seinem Team der Kardiologie erhalten. Dort wurde ein Belastungs-EKG und Herzultraschall gemacht, bei dem leichte Auffälligkeiten zu erkennen waren. Zur weiteren Abklärung wurde zusätzlich eine Herzkatheter-Untersuchung mit Acetylcholin-Provokation durchgeführt. Und da war sie schließlich, nach acht langen Jahren hatte ich nun endlich meine Diagnose: vaso-spastische *Angina pectoris*.

Es war ein Schock, aber auch pure Erleichterung zugleich. Ich war doch nicht verrückt, ich bildete mir das alles nicht ein! Endlich hatte ich jemanden gefunden, der mich und meine Probleme ernst nahm, der mir helfen konnte.

Ich erhielt eine medikamentöse Behandlung, und es ging mir schnell besser. Die Nacken- und Kieferschmerzen waren bald verschwunden, und auch die Migräneattacken hörten auf. Nur mein Kopf traute nach den vielen Jahren meinem Herzen nicht mehr so ganz. Denn die Herzsymptome ähnelten meinen Angstattacken zu sehr.

Ich musste lernen zu unterscheiden, was Symptome der vaso-spastischen *Angina pectoris* waren und welche

Symptome durch meine Angst, mich nicht auf meinen Körper verlassen zu können, verursacht wurden.

Es war ein langer Weg, doch durch die empathische und kompetente Unterstützung von Prof. Dr. Becker, meiner Psychologin, meiner Familie, meinen Freunden und den richtigen Medikamenten geht es mir heute wieder richtig gut. Inzwischen habe ich gelernt, meine »Erkrankung« zu akzeptieren und der Medizin, aber vor allem auch meinem Herzen wieder zu vertrauen.

Ihre Jenny

9 Was muss sich ändern? 7 konkrete Vorschläge

Aus der fast schon trivialen Erkenntnis, dass alle Menschen verschieden sind und jede Patientin und jeder Patient Beschwerden anders erlebt und bewertet, die notwendigen Konsequenzen in der Medizin zu ziehen, ist komplizierter, als es auf den ersten Blick erscheinen mag. Schon wegen der immer knapper werdenden finanziellen und personellen Ressourcen brauchen wir diagnostische und therapeutische Standards, an die sich die Mediziner und Medizinerinnen halten können. Das darf aber nicht dazu führen, dass geschlechtsspezifische Unterschiede kleingeredet und ignoriert werden. Das medizinische Personal muss bei jeder Patientin (und jedem Patienten) mit größtmöglicher Empathie auf den individuellen Fall eingehen, die richtigen und geschlechtssensiblen Fragen stellen und zuhören, um daraus die richtigen diagnostischen Schlüsse zu ziehen. Aber wie können wir das erreichen? Ich nenne sieben Punkte, die mir besonders dringlich erscheinen – eine Art Appell an die Medizin, die Pharmaindustrie und auch die Gesellschaft.

1) Ausbildung

Die geschlechtssensible Medizin gehört in den regulären Lehrplan der Universitäten. Angehende Ärztinnen und Ärzte sollen von Anfang an (und nicht nur im Fachgebiet Gynäkologie und Urologie) ein Verständnis für das wichtige Kriterium des Geschlechts entwickeln und das Erlernte direkt im klinischen Alltag anwenden. In der Universität Aachen, meiner Alma Mater, ist dieses Thema seit Jahren präsent. Aktuell heben engagierte Kolleginnen und Kollegen es verstärkt ins Bewusstsein und organisieren Vorlesungsveranstaltungen, wobei ich Unterstützung leisten darf.

2) Fortbildung

Auch das bereits arbeitende medizinische Personal in Praxen und in Krankenhäusern muss geschult und sensibilisiert werden – etwa für die anderen, häufig breiteren und aus traditioneller Sicht manchmal diffus erscheinenden Symptom-Beschreibungen von Patientinnen, für ihre spezifischen Reaktionen auf noch gültige Einheitsdosierungen von Medikamenten oder für die wichtigen Positionierungsregeln der Elektroden beim EKG. Dabei sind Verfahrensanweisungen hilfreich, die in vielen Bereichen und für viele Erkrankungen beziehungsweise Eingriffe und Operationen bereits Standard und tägliche Routine sind, die aktuell aber den geschlechtssensiblen Blick noch nicht ausreichend berücksichtigen. Durch detaillierte, in digitalen oder analogen Ordnern abgelegte und immer wieder aufrufbare Listen »Was ist bei dieser Erkrankung bei einer Patientin und was ist bei einem Patienten zu tun?« und »Worauf muss bei Frauen und bei Männern bei diesem Eingriff besonders geachtet werden?« können Fehler minimiert und durch das ständige Kontrollieren und Wiederholen die Einstellungen verändert werden.

3) Transgender

In der täglichen Praxis sollten nicht nur die zwei »gewohnten« Geschlechter, sondern auch Transgender-Personen berücksichtigt werden – vor allem der oben beschriebene soziokulturelle Aspekt der eher weiblichen beziehungsweise eher männlichen Verhaltensmuster mit allen Graduierungen dazwischen. Gerade auf diesem Feld sind noch viele wissenschaftliche Studien notwendig, um alle Facetten richtig zu verstehen und einordnen zu können.

4) Der Zyklus

Der Körper erwachsener Frauen durchläuft vier wesentliche Phasen: 1. die Zeit vor den Wechseljahren, der *Menopause* (also der letzten Monatsblutung); 2. (gegebenenfalls) die Schwangerschaft(en); 3. die Zeit um die *Menopause* herum; 4. die Zeit nach den Wechseljahren. In all diesen Phasen gibt es nicht nur hormonelle, sondern auch weitere körperliche und auch emotionale Veränderungen und Herausforderungen. Dies muss beim Behandeln von Herz-Kreislauf-Erkrankungen berücksichtigt werden, wozu auch gehört, dass die Häufigkeit solcher Erkrankungen je nach Lebensphase schwankt.

5) Soziale Rollen

Einige der in diesem Buch geschilderten Probleme für Frauen entstehen aus einer anerzogenen oder erlernten Rolle, die sie in eine gefühlte Position der Unterordnung bringt: Frauen nehmen sich eher zurück, möchten der Familie und auch dem medizinischen Personal keine Arbeit machen und setzen ihre Wünsche und Bedürfnisse hinter die von anderen Menschen. Damit schaden sie ihrer eigenen Gesundheit – und damit auch jenen, um die sie sich so aufopferungsvoll kümmern, weil diese Aufgabe allzu oft allein an den Frauen hängt. Frauen auf dem Weg aus dieser Rolle heraus zu helfen und sie durch aktives Mitmachen von der alleinigen Verantwortung zu entlasten ist eine Aufgabe der Partner und der gesamten Gesellschaft.

6) Die Medikation

Das Geschlecht der Patientinnen und Patienten muss bei der Wahl des Medikaments und vor allem der Dosis mehr als bisher berücksichtigt werden. Es darf nicht mehr erst in nachträglich unternommenen Auswertungen herauskommen, dass Frauen mit Herzschwäche die besten Ergebnisse für ihr Leben und Überleben zum Beispiel mit der Hälfte einer Dosierung erzielen, die aktuell in den internationalen Empfehlungen für medikamentöse Therapien gefordert wird. Wie oft sehen wir, dass die empfohlene Dosis keine Vorteile bringt, sondern nur stärkere Nebenwirkungen. Falsche, weil nicht geschlechtssensible Dosierungsanweisungen müssen der Vergangenheit angehören.

7) Studiendesign

Der Anteil von Frauen und Transpersonen in medizinischen Studien muss so weit erhöht werden, dass die Geschlechterverteilung der in der Bevölkerung entspricht. Dafür müssen die Einschluss- und Ausschluss-Kriterien, also die Punkte, mit denen die Eignung von Patienten und Patientinnen für die Studie überprüft wird, verändert und angepasst werden. Wichtig ist auch eine ausreichend großen Teilnehmerzahl, die es ermöglicht, für jede Geschlechtsgruppe ausreichende Informationen zu sammeln und diese unabhängig voneinander auszuwerten.

Ein weiterer wichtiger Aspekt ist das vordefinierte Ziel, der sogenannte »Endpunkt« einer Studie: Was soll untersucht und gezeigt werden? Soll geklärt werden, ob das neue Medikament in Sachen Verträglichkeit und Nebenwirkungen besser oder mindestens genauso gut ist wie das alte? Möchte man einen Überlebensvorteil durch die neue Therapie zeigen? Geht es um eine Reduktion der Krankenhaus-Aufenthalte? Um eine Verbesserung einzelner Parameter wie der Herz- oder der Nierenfunktion?

Die Veranstalter von Studien sollten künftig vermehrt

auch auf emotionale Endpunkte wie Lebensqualität, Lebensfreude oder umgekehrt das Auftreten von Depressionen achten. Diese Aspekte sind sehr subjektiv und deshalb deutlich schwerer zu erfassen. Es braucht Fragebögen, für deren Bearbeiten sich sowohl die Fragenstellenden als auch die Befragten viel Zeit nehmen müssen.

Beim Untersuchen neuer medikamentöser Therapien sollte das Augenmerk nicht nur auf der Wirkung liegen, sondern auch auf der geschlechtsspezifischen Aktivierung und Ausscheidung der Wirkstoffe (siehe Kapitel 6). Und beim Auswerten sollte vermehrt auf geschlechtsspezifische Aspekte geachtet werden. Die Frage nach hormonellen Veränderungen oder einem gestörten Monatszyklus unter bestimmten Therapien ist eher für Frauen relevant. Männer würden eher unter Nebenwirkungen wie verminderter Erektionsfähigkeit oder einer größer werdenden Brust leiden.

Die Ziele von Studien sollten so diskutiert und entwickelt werden, dass möglichst viele geschlechtsspezifische Aspekte berücksichtigt werden: die Häufigkeit und die Ursachen für einzelne Herz-Kreislauf-Erkrankungen; die Sicherheit und Effektivität von Medikamenten und deren einzelnen Dosierungen auch unter bestimmten anderen Krankheitsbedingungen; die möglichen Wechselwirkungen mit unterschiedlichen Hormon-Zuständen (im Rahmen des Monatszyklus genauso wie durch die Einnahme von Hormonen während der Wechseljahre oder zur Verhütung); die möglichen Nebenwirkungen und die Gründe für ein vorzeitiges Absetzen der Therapie.

Die geschlechtsspezifischen Ergebnisse von Studien müssen aktiver und umfassender als bisher bekannt gemacht werden – durch Veröffentlichungen, durch Diskussionen auf Fachkonferenzen, durch Schulungen des medizinischen Personals und letztendlich durch die verpflichtende Aufnahme in den Beipackzettel.

Wissenschaftliche Erkenntnisse von Frauen müssen dieselbe Chance auf Sichtbarkeit haben wie die von Männern. Das erfordert bewusstes Handeln seitens medizinischer Fakultäten, der Redaktionen von Fachzeitschriften sowie der finanzierenden Pharmaindustrie und ihrer Forschungsabteilungen.

Es gibt sicher weitere wichtige Aspekte, die ich hier nicht aufgeführt habe. Wie schon ausgeführt, erhebt dieses Buch keinen Anspruch auf Vollständigkeit. Es soll vielmehr ein Anstoß sein für dringend erforderliche Änderungen bei Diagnosen und Therapien – nicht nur im Herz-Kreislauf-Bereich.

Dass so viele der oben genannten Vorschläge und Forderungen im Jahr 2024 noch nicht umgesetzt sind und dass eine geschlechtssensible Kardiologie nicht längst selbstverständlich ist, lässt mich und sicher auch viele Leserinnen und Leser fassungslos und wütend zurück. Umso mehr freue ich mich auf die Diskussion, die das Buch hoffentlich anstößt. Ich will mich ihr sehr gerne stellen und vor allem meinen Beitrag zum Verwirklichen der oben genannten Ziele leisten.

Wir haben noch einen langen Weg vor uns, aber schrittweise und gemeinsam werden wir eine gleichberechtigte und für alle Patienten und Patientinnen gleich wirksame und nebenwirkungsarme medizinische Versorgung nach aktuellen Empfehlungen erreichen. Das verdient jeder und jede Einzelne von uns!

10 Kurz und kompakt: Was sind Risiken und Warnzeichen?

Dieses Buch enthält viele Informationen über Risiken für das Herz-Kreislaufs-System. Hier sind sie auf einen Blick zusammengefasst – und dazu körperliche Anzeichen, die man immer ernst nehmen sollte.

Risikofaktoren

Die folgenden Veranlagungen und Verhaltensweisen machen eine Erkrankung des Herz-Kreislauf-Systems wahrscheinlicher:

Familiäre Belastung (positive Familien-Anamnese):
Litten oder leiden die Eltern, Großeltern oder nahe Verwandte bereits unter Herz- und Gefäßerkrankungen, ist die Gefahr erhöht, selbst zu erkranken.

Hoher Blutdruck (arterielle Hypertonie):
Liegen die Blutdruckwerte immer wieder oberhalb der Grenzwerte von 140 zu 90 mmHg, spricht man von einem

erhöhten Blutdruck, der die Gefäße, das Herz, die Nieren und das Gehirn schädigen kann.

Rauchen (Nikotinabusus):
Bereits das Rauchen von nur einer Zigarette pro Tag aktiviert Mechanismen im Körper, die neben Krebserkrankungen zu einer kontinuierlichen Entzündungsreaktion und damit zur Verkalkung der Gefäße führen können.

Fettstoffwechselstörung (Hyperlipoproteinämie):
Sind die über die Nahrung aufgenommenen Fette wie Cholesterin oder Triglyzeride durch zu hohen Konsum fetthaltiger Lebensmittel oder durch einen gestörten Abbau im Körper erhöht, können sich die Fette in den Gefäßwänden ablagern und zu deren Verengung oder Verschluss (Stenose) führen.

Übergewicht (Adipositas):
Über verschiedene Formeln (zum Beispiel den BMI, den Body-Mass-Index) kann einfach berechnet werden, ob ein gesundheitsgefährdendes Übergewicht vorliegt.

Zuckererkrankung (Diabetes mellitus):
Ist die Arbeit der Bauchspeicheldrüse gestört, sodass zu wenig oder gar kein Insulin gebildet wird, kann der über die Nahrung aufgenommene Zucker im Blut nicht abgebaut werden und es kommt zu erhöhten Blutzucker-Werten.

Auch **Bewegungsmangel, Nierenerkrankungen, Stress** und vor allem bei Frauen auch **Rheuma- und Autoimmun-Erkrankungen** sind potenziell gefährlich für das Herz und die Gefäße.

Warnzeichen

Symptome, die auf eine gravierende Erkrankung des Herzens hindeuten können und sofortiges Handeln auslösen sollten, sind bei Frauen deutlich vielfältiger und unspezifischer und damit häufig schwerer zuzuordnen.

	FRAUEN	MÄNNER
Warnzeichen	Neue und zunehmende Beschwerden wie **Luftknappheit, linksseitiger Druck auf der Brust** (typische Schilderungen sind: »Da sitzt ein Elefant auf meiner Brust« oder »Eine Hand umgreift mein Herz und presst es zusammen«) mit Ausstrahlung in den linken Arm.	
Empfehlung	**Nicht lange zögern, sondern rasch den Notarzt anrufen!**	
Häufige Symptome	Schwitzen, Magenschmerzen, Verdauungsstörung	Schmerzen auch in rechter Schulter und im rechten Arm
Empfehlung	**Zunächst Vorstellung beim Hausarzt, beim Ausschluss anderer Erkrankungen auch an das Herz denken!**	
mögliche weitere Symptome	Schwindel, Übelkeit und Erbrechen, Nacken- und Kieferschmerzen, Schmerzen zwischen den Schulterblättern, Müdigkeit, Herzstolpern	
Empfehlung	**Zunächst zum Hausarzt, beim Ausschluss anderer Erkrankungen auch an das Herz denken!**	

11 Tipps für ein gesundes Herz

Das Schöne ist: Vieles haben Sie selbst in der Hand. Was Sie aktiv für Ihr Herz tun können, habe ich hier zusammengefasst.

Bewegung und regelmäßiges Training

Bei körperlicher Aktivität schlägt das Herz schneller und kräftiger, um den Körper mit mehr Blut und dadurch mit mehr Sauerstoff zu versorgen. Findet diese Aktivität regelmäßig statt, kann das Herz trainieren und sich an diese Arbeit gewöhnen. Als Folge werden alle Muskeln und Organe besser durchblutet, die Gefäße bleiben elastisch und jung. Häufig bilden sich neue Gefäße, die dann bei Bedarf die Aufgabe von verkalkten und verengten Gefäßen übernehmen können.

Viele Patienten und Patientinnen sind durch berufliche und familiäre Anforderungen zeitlich sehr belastet und eingeschränkt und daher schon zufrieden, wenn ihnen einmal pro Woche Sport gelingt. Aber das reicht nicht! Die Deutsche Gesellschaft für Kardiologie definiert klare Ziele: 5–7 Mal pro Woche sollten 30 Minuten Sport beziehungsweise aktive Bewegung auf dem Programm stehen. Es gibt zahlreiche wissenschaftliche Untersuchungen, die nachgewiesen haben, dass diese körperliche Bewegung (präziser ausgedrückt: 8000 bis 10000 Schritte jeden Tag) das Risiko für verschiedene Erkrankungen deutlich reduziert: Es sinken der Blutdruck und der Puls, aber auch der Blutzucker, chronische Entzündungsreaktionen und insgesamt die Häufigkeit von Herzinfarkten.

Lassen Sie sich bitte nicht entmutigen durch die scheinbar hohe Zahl empfohlener Schritte und durch die Aufforderung, fast täglich Sport zu treiben. Es muss nicht immer die zeitaufwendige Aktivität im Sportverein oder das stramme Joggen sein. Jede Art der Bewegung hilft – auch zügiges Spazierengehen und Nordic Walking.

Es gibt einige Ansätze, um sich dem Ziel zu nähern: Meiden Sie zum Beispiel den Aufzug und die Rolltreppe und nehmen Sie stattdessen lieber regelmäßig die Treppe. Am Anfang schnaufen Sie ordentlich, aber Sie werden täglich merken, dass Sie fitter werden – ein gutes Gefühl! Fahren Sie mit dem Fahrrad zur Arbeit oder nach Hause – das schenkt Ihnen außer der Bewegung auch frische Luft und eine kleine Auszeit, um den vor Ihnen liegenden Tag gedanklich zu strukturieren. Häufig noch wichtiger ist das »Abschalten« und das Gewinnen von Abstand auf dem Heimweg von einem anstrengenden Tag. Oder integrieren Sie Verabredungen mit Freunden in Ihren Bewegungswunsch: statt mit dem Auto lieber zu Fuß oder mit dem Fahrrad ins Kino, statt einer Verabredung im Café können Neuigkeiten auch beim Wandern oder Spazierengehen sehr intensiv ausgetauscht werden. Oder Sie verabreden sich direkt zum gemeinsamen Sporttreiben. Und

Hundebesitzer wissen: Der Vierbeiner sorgt ganz automatisch für tägliche Bewegung an der frischen Luft.

Vielleicht noch eine Motivation zum Schluss: Regelmäßiger Sport ist nicht nur für das Herz und das Kreislaufsystem hilfreich, sondern schützt auch vor anderen Problemen und Erkrankungen wie chronischen Schmerzen, Demenz, Depressionen, Krebs oder Schlaganfall. Also fangen Sie direkt heute damit an! Es ist nie zu spät.

Ausgewogene Ernährung

Dieser Abschnitt kann in einer »Zauberformel« zusammengefasst werden: **die mediterrane Ernährung.** Gemeint ist damit das Essen, das Sie aus Ihren Urlauben am Mittelmeer in Italien, Griechenland oder Spanien kennen und das vor allem aus viel Fisch, Gemüse, Salat und pflanzlichen Ölen besteht. In Jahrtausenden haben die Menschen hier intuitiv eine Ernährungsweise entwickelt, die vor zahlreichen Erkrankungen und Beschwerden schützt.

Viele Untersuchungen haben nachgewiesen, dass es »gute« Nahrungsmittel gibt, die einen positiven Effekt auf den Körper haben und dabei helfen, die Funktion der Organe zu optimieren sowie Alterungs- und Entzündungsprozesse der Zellen zu hemmen. Daher sollten wir uns überwiegend von diesen Nahrungsmitteln ernähren und täglich (optimal in zwei bis drei Portionen über den Tag verteilt) frisches **Gemüse** und **Obst** zu uns nehmen und unseren Fettbedarf überwiegend mit **pflanzlichen** Quellen wie Olivenöl oder ungesalzenen Nüssen decken. Wichtig sind auch **Ballaststoffe** in Form von Vollkorn-Produkten, die bei der Verdauung eine entscheidende Rolle spielen. Interessanterweise werden manchen Gewürzpflanzen wie Ingwer und Kurkuma und manchen Gemüsesorten wie Rote Bete und Knoblauch besonders positive Wirkungen beim Verhindern von Gefäßverkalkungen sowie bei der Senkung von Blutdruck und Blutfetten zugeschrieben.

Ein besonderer Blick lohnt sich auf die **Fettsäuren**. Schon lange ist bekannt, dass Menschen, deren Ernährung viele ungesättigte Fettsäuren enthält, länger leben und seltener einen Herzinfarkt oder Schlaganfall erleiden. Diese Fette finden sich zum Beispiel in Fisch, Avocados, Blattgemüse und Ölen. Nahrungsergänzungsmittel mit einem hohen Anteil von Omega-3- und Omega-6-Fettsäuren beruhigen hingegen nur das Gefühl und bieten keinen Vorteil gegenüber der Aufnahme von Omega-Fettsäuren allein durch die Nahrung.

Mindestens so wichtig wie die richtige Auswahl der Fettsäuren sind die **Vitamine**, die für einen gesunden Körper und für optimierte Stoffwechsel-Abläufe in den Zellen und Organen von entscheidender Bedeutung sind. Wichtig zu wissen ist, dass Vitamine sehr empfindlich sind und häufig durch Hitze, Licht oder Sauerstoff zerstört werden, weshalb die entsprechenden Speisen schonend zubereitet werden müssen. Die Vitamine A, D, E und K (als Eselsbrücke kann man sich die Handelskette EDEKA merken) sind zum Beispiel fettlöslich, das heißt, dass sie im Darm nur zusammen mit Fett aufgenommen werden können. In meiner Kindheit waren wir oft in München. Auf dem Viktualienmarkt habe ich die Saftbar und das riesige Angebot an exotischen Vitamin-»Bomben« geliebt. Ich habe mich aber immer gefragt, warum auf den Tischen Ölflaschen standen. Das ist die Antwort: Ein paar Tropfen davon in das Getränk verbessern die Aufnahme der Vitamine!

Für eine ausgewogene Vitaminversorgung ist eine vielfältige Ernährung nötig. Eine einseitige Ernährung zum Beispiel ohne Fleisch kann auf Dauer einen Mangel hervorrufen, der unbedingt kontrolliert und ausgeglichen werden sollte. Von der regelmäßigen Einnahme von Multi-Vitamin-Kapseln »auf Verdacht« wird jedoch abgeraten, wenn nicht vorher das Blut kontrolliert wurde. Erstens liegt in unseren Breiten nur selten ein Mangel vor. Und zweitens werden zwar die wasserlöslichen Vitamine bei einem Überangebot einfach ausgeschieden, aber ein Zuviel an fettlöslichen Vitaminen (EDEKA) kann lästige und sogar gefährliche Beschwerden hervorrufen.

Da es hier um brauchbare Tipps für den Alltag geht, gehe ich nicht detailliert ein auf das komplexe Thema der notwendigen Spurenelemente und der Elektrolyte (Blutsalze). Wichtig ist aber der Blick auf das **Eisen**, das ein essenzieller Bauteil des Blutes ist und für die Blutbildung unbedingt in ausreichender Menge vorhanden sein muss. Sowohl eine vegetarische oder vegane Ernährung als auch Störungen im Magen-Darm-Trakt oder auch starke Monatsblutungen können einen Eisenmangel bewirken – durch zu wenig Aufnahme über den Darm oder zu großen Verlust. Der Körper ist zwar in der Lage, Eisen zu speichern, aber bei einem langanhaltenden Defizit können sich diese Speicher leeren. Die Folge ist verminderte Blutbildung und somit eine Blutarmut (Anämie). Eisenmangel bewirkt häufig eine Verschlechterung des Wohlbefindens durch Abgeschlagenheit und Müdigkeit;

außerdem wird oft über Schwindel, Vergesslichkeit und Kurzatmigkeit geklagt. Der Mangel kann, sobald er entdeckt ist, mittels einer täglichen Einnahme von Eisen-Präparaten oder, bei ausgeprägtem Mangel, auch als Infusion von Eisen über die Vene ausgeglichen werden.

Kommen wir zu den »schlechten« Nahrungsmitteln, die einen negativen Effekt auf den Körper haben und die man nur in Maßen oder gar nicht zu sich nehmen sollte. Zunächst sind hier die **gesättigten Fette** zu nennen. Sie finden sich vor allem in tierischen Produkten wie Butter, Käse, Fleisch und Wurst. Diese Fette sind ungünstig für die Gesundheit, da sie den Anteil von LDL-Cholesterin im Blut (siehe Kapitel 4a) und damit das Risiko für eine Verkalkung der Gefäße erhöhen. Auch Zucker sollte sparsam verwendet werden, insbesondere industriell hergestellter, wie er vor allem in Süßigkeiten verwendet wird. Die aufgenommene Menge kann im Körper oft nicht gut verstoffwechselt werden und muss in Form von Fettgewebe an Bauch, Po und den Oberschenkeln gespeichert werden. Im Übermaß eingenommen bringt Zucker den Darm und die Verdauung durcheinander, verstärkt Entzündungsreaktionen und belastet so das Immunsystem. Für viele Menschen ist ein Leben ohne Zucker oder Fleisch nicht vorstellbar und macht kaum Spaß. Aber wie immer ist das richtige Maß entscheidend. Sie sollen und dürfen weiterhin natürlich auch die ungesunden Nahrungsmittel genießen, aber vielleicht schaffen Sie es ja, immer mal wieder darauf zu verzichten und so Ihrem Körper etwas Gutes zu tun. Das sollte vor allem dann Ihr Vorsatz sein, wenn Sie andere Risikofaktoren (siehe Kapitel 4) oder sogar bereits eine Herzerkrankung haben.

Ausreichender Schlaf

Für neue Kraft und Regeneration für einen neuen Tag ist ein gesunder, also regelmäßiger, ausreichend langer und erholsamer Schlaf sehr wichtig. Doch dramatisch viele Menschen klagen über Schlafprobleme. Sie wälzen sich mit Sorgen und Gedanken im Bett von rechts nach links und kommen nicht zur Ruhe. Folgende Tipps können helfen, die im Alltag häufig zu wenig berücksichtigt werden:

Achten Sie auf eine angenehme **Schlafumgebung**. Das Schlafzimmer sollte, soweit möglich, dunkel, ruhig und kühl sein. **Elektronische Geräte** wie Fernseher oder Handys gehören nicht neben das Bett. Sie können durch das Klingeln, Summen und Blinken bei eingehenden Nachrichten den Schlaf stören. Das scheint noch einfach. Die nächste Empfehlung ist im Alltag schon schwieriger umzusetzen: Halten Sie einen **regelmäßigen Schlafrhythmus** ein. Gehen Sie jeden Tag etwa zur selben Zeit ins Bett und stehen Sie zur selben Zeit auf. Das gilt auch für das Wochenende. Der Körper gewöhnt sich daran und ist dann nachts müde und morgens wach. Das ist das Ziel. Um schnell **zur Ruhe** zu kommen, sollten Sie schwierige und emotional belastende Gespräche und Aktivitäten vor dem Schlafengehen meiden und sich dann lieber Zeit für Entspannungsübungen und Yoga nehmen. Da die Zeit im Bett aber häufig die einzige Zeit ist, in der Eltern ungestört reden und sich austauschen (und eben auch: streiten) können, ist auch das nur durch Planung und durch eine gemeinsame bewusste Anstrengung erreichbar. Wichtig ist außerdem, was Sie **abends zu sich nehmen**. Beruhigende

Tees wie Lavendel und Kamille sind gut, Alkohol, Koffein, schwere Mahlzeiten hingegen nicht. Und Nikotin sowieso nicht – zumal es abgesehen von seiner generellen Schädlichkeit eher wach macht als müde. Zu guter Letzt hilft natürlich ein **ausgefüllter und aktiver Tag** (Stichwort »Bewegung«) dabei, abends auf gute Art erschöpft ins Bett zu fallen.

Reduktion von Stress

Häufig wird unterschieden zwischen positivem Stress (»Eustress«), der uns inspiriert und motiviert, und negativem Stress (»Distress«), der belastet und krank macht. Die Übergänge sind aber fließend und nicht klar definiert. Auf jeden Fall gibt es geschlechtsspezifische Unterschiede: Frauen reagieren in der Regel stärker auf Stress und verarbeiten Situationen anders. Sie leiden besonders unter emotionalen Konflikten. Da Frauen häufiger eine Mehrfachbelastung durch Beruf, Haushalt, Erziehung und Partnerschaft tragen müssen, leiden sie auch mehr unter dieser Dauerbelastung und den unterschiedlichen Anforderungen sowie unter Problemen und Konflikten, die aus der »Notwehr« des ungewollten Kürzertretens in einigen Bereichen entstehen. Da ist es »unfair« von der Natur, dass Frauen gleichzeitig einen biologischen Nachteil haben: Ihr Körper und speziell ihr Herz reagiert stärker auf Stress und kann schlechter mit anhaltender Anspannung umgehen. Das erhöht das Risiko für Erkrankungen wie Herzinfarkt, chronische Entzündungen und die Zuckerkrankheit (Diabetes mellitus) deutlich. Wichtig ist daher das Erlernen von Bewältigungsstrategien und das konsequente Einhalten von Aus- und Ruhezeiten! Jeder Mensch hat da eigene Vorlieben. Aber egal, ob Atem- oder Bewegungstherapie favorisiert wird, man Yoga oder Meditation praktiziert, sich einen Hund anschafft oder ein Gespräch mit Freundinnen oder unter professioneller therapeutischer Anleitung wählt: Das Ziel muss eine Reduktion von Stress sein. Und im schlimmsten Fall muss mit dem Arbeitgeber, dem Partner und der ganzen Familie eine echte Entlastung und/oder eine Kur diskutiert werden.

Für alle Tipps zur Lebensgestaltung und -veränderung gilt: Es ist nie zu spät, anzufangen! Ihr Herz wird es Ihnen sofort danken.

Kurzfassung für die Kühlschranktür: Die Tipps auf einen Blick

Tipps zum Erhalt der Herzgesundheit

Bewegung und regelmäßiges Training:

- Planen Sie 5–7 Mal pro Woche 30 Minuten Sport/anspruchsvolle Bewegung ein.
- Durch mindestens 8000 Schritte jeden Tag sinkt das Risiko für zahlreiche Erkrankungen.
- Nehmen Sie die Treppe und meiden Sie Aufzüge und Rolltreppen.
- Nutzen Sie das Fahrrad so oft wie möglich.
- Planen Sie Verabredungen mit Freunden und Familie am besten mit Bewegung/Sport.

Ausgewogene Ernährung:

- Gewöhnen Sie sich eine mediterrane Ernährung mit viel Gemüse, Obst, Salat und pflanzlichen Ölen mit ungesättigten Fettsäuren an.
- Reduzieren Sie Zucker und gesättigte Fettsäuren aus tierischen Produkten.
- Achten Sie auf die Einnahme von Vitaminen und deren schonende Zubereitung.
- Bei vegetarischer/veganer Ernährung und/oder starken Monatsblutungen kann ein Eisenmangel entstehen, der kontrolliert und ggf. ausgeglichen werden muss.
- Eine Zufuhr von ungesättigten Fettsäuren (Omega-3- oder Omega-6-Fettsäuren), Vitaminen und Spurenelementen

durch Nahrungsergänzungsmittel ist in der Regel überflüssig und sollte mit dem Arzt/der Ärztin besprochen werden.

Ausreichender Schlaf:

- Achten Sie auf eine angenehme Umgebung ohne Geräusche, Störungen und zu viel Wärme.
- Halten Sie einen regelmäßigen Schlafrhythmus ein: Gehen Sie jeden Tag zur selben Zeit ins Bett und stehen Sie zur selben Zeit auf (auch am Wochenende).
- Vermeiden Sie körperlichen oder emotionalen Stress kurz vor dem Zubettgehen.
- Verzichten Sie am Abend auf schwere Mahlzeiten, Alkohol, Koffein und Nikotin.
- Trinken Sie stattdessen beruhigende Tees wie Kamille oder Lavendel.
- Bewegen Sie sich tagsüber regelmäßig.

Reduktion von Stress:

Frauen reagieren stärker auf Stress, vor allem auf emotionalen.

- Achten Sie auf Ruhe- und Auszeiten.
- Erlernen Sie die für Sie geeigneten Bewältigungsstrategien: zum Beispiel Atem- oder Bewegungstherapie, Yoga oder Meditation, Spaziergänge, reflektierende Gespräche
- Sprechen Sie mit Arbeitgeber und Familie über eine dauerhafte Reduktion Ihrer Arbeitslast.

Anhang

Erklärung der medizinischen Fachbegriffe

Ablation Eingriff am Herzen, um bei Rhythmusstörungen bewusst und zielgenau die krankhaften Bereiche im Herzmuskel durch eine Verödung zu zerstören. Dies können einzelne Herz-Zellen sein und/oder ganze Leitungsbahnen. (Sie können sie sich gut als Stromkabel im Herzen vorstellen.) Bei der Ablation werden Sonden aus der Leiste über die Gefäße zum Herzen geführt, die mittels Kälte (bis zu –60 °C), Wärme (bis zu 65 °C) oder durch elektrische Impulse die entsprechenden Areale veröden, damit das Herz wieder rhythmisch und normal schlagen kann.

Acetylcholin Sehr wichtiger Botenstoff im Körper, der bei Bedarf freigesetzt bzw. ausgeschüttet wird und sich an verschiedenen Rezeptoren (also Bindungs-Stationen) anlagert. Dies gleicht einem Schlüssel-und-Schloss-Prinzip: Der Botenstoff (= Schlüssel) setzt sich in das Schloss (= Rezeptor) und erreicht so eine bestimmte Wirkung in der entsprechenden Zelle. Acetylcholin überträgt Impulse aus dem Gehirn über das Parasympathikus-System auf die Organe oder von Nerven auf die Muskeln. An den Herzkranzgefäßen bewirkt Acetylcholin die Ausschüttung von Stickstoffmonoxid (NO), das eine gefäßerweiternde Wirkung hat. Bei einem Acetylcholin-Test kann durch die Gabe verschiedener Dosierungen dieser Substanz die Reaktion der Gefäße getestet und gegebenenfalls eine Gefäßverkrampfung durch fehlerhafte Steuerung nachgewiesen werden.

Akutes Koronarsyndrom Ein Sammelbegriff für Brustschmerzen, die auf eine Störung der Herzkranzgefäße bzw. auf eine gestörte Durchblutung des Herzmuskels hinweisen. Je nach EKG-Veränderungen und der Ergebnisse einer Blutabnahme führt das Syndrom zur genaueren Diagnose eines ST-Strecken-Hebungs-Infarkts, eines Nicht-ST-Hebungs-Infarkts (vgl. → Herzinfarkt) oder einer instabilen *Angina pectoris.*

Amygdala Das Gehirn ist ein komplexes Organ, dessen Bereiche unterschiedliche Aufgaben erfüllen. Der Mandelkern, auch Amygdala genannt, liegt in der Mitte des Gehirns und ist mitverantwortlich für das Speichern von Erinnerungen und für emotionale Reaktionen.

Anatomie (anatomisch) Die Lehre vom Aufbau des Körpers

Angina pectoris Für seine Arbeit benötigt der Herzmuskel Sauerstoff. Reicht das Angebot infolge einer Durchblutungsstörung nicht aus, reagieren die Nerven im Herzmuskel mit einem Schmerzreiz. Es kommt zur gefühlten »Brustenge«.

Antagonisten (antagonisieren) Der Name ist vom griechischen *antagonistes* (deutsch: Gegenspieler) hergeleitet. Ein Antagonist hat eine hemmende Wirkung auf einen Rezeptor, also eine Bindungsstelle. So setzt sich der Betablocker zum Beispiel an die Beta-Rezeptoren, die in vielen Zellen und Organen zu finden sind, und blockiert somit die eigentlich an diesen Orten durch das Stresshormon Adrenalin verursachte Wirkung.

Aorta Hauptschlagader, durch die das sauerstoffreiche Blut von der linken Hauptkammer durch die Aortenklappe in den gesamten Körper transportiert wird, wo es sich auf zahlreiche Arterien und kleinste Gefäße verteilt.

Aortenklappe Vgl. → Herzklappe

Arterielle Hypertonie Das Herz drückt Blut in den Körper. Da die Gefäße nur zu einem bestimmten Grad nachgeben und nicht unbegrenzt gedehnt werden können, baut sich ein Druck auf, der eine optimale Verbreitung des Blutes auch in die kleinsten Gefäße der Peripherie garantiert. *Hyper* steht in der Medizin für ein Übermaß, *tonie* stammt vom griechischen *tonos* (deutsch: Spannung). Der Begriff bedeutet also eine übermäßige Spannung des arteriellen Gefäßsystems durch zu hohen Druck.

Arterien (arteriell) Gefäße, die vom Herzen wegführen und in den meisten Fällen das sauerstoffreiche Blut in den Körper transportieren. Ausnahme: Die Lungenarterie leitet das sauerstoffarme Blut vom rechten Herzen in die Lunge.

Auswurffraktion Der prozentuale Anteil des gesamten Bluts in der linken Hauptkammer, der pro Pumpaktion aus dem Herzen ausgetrieben wird. Da sich das Herz nicht leer pumpen kann, gibt es keine Auswurffraktion von 100 %. Der Mittelwert bei gesunden Menschen liegt bei ca. 60 %.

AV-Knoten Struktur in der Mitte des Herzens am Übergang von der Vor- zur Hauptkammer (A steht für »atrial«, also die Vorkammer; V steht für »ventrikulär«, also die Hauptkammer). Eine Art Relais-Station für die elektrische Stromweiterleitung und -verteilung beziehungsweise -bremsung bei zu schnellen Impulsen.

Blutgerinnsel Die komplex gesteuerte Blutgerinnung verursacht in bestimmten Situationen ein Zusammenkleben verschiedener Blut-Anteile zu einem Gerinnsel, auch Koagel genannt. Tritt dieses Gerinnsel innerhalb eines Gefäßes oder im Herzen auf, spricht man von einem Thrombus. Löst sich dieses Gerinnsel und »wandert« mit dem Blutfluss durch die Gefäße, liegt eine Embolie vor. Verstopft es dann ein Gefäß komplett, nennen wir es einen Infarkt.

Blutgerinnung Ein lebenswichtiger Vorgang, damit wir nicht bereits bei kleinen Verletzungen verbluten. Dank eines eindrucksvollen, aufeinander abgestimmten Systems verengt sich zuerst das verletzte Gefäß, damit nicht so viel Blut austreten kann. Im nächsten Schritt heften sich im verletzten Bereich Blutplättchen an, verkleben miteinander und erreichen so einen ersten Verschluss des Lecks. Die nachfolgende Aktivierung verschiedener Blut-Bestandteile stabilisiert dieses Gerinnsel und verschließt das Loch bis zur Wundheilung.

Blutplättchen Neben den weißen (Leukozyten) und den roten (Erythrozyten) Blutkörperchen sind die Plättchen, auch Thrombozyten genannt, ein relevanter Zellen-Bestandteil des Blutes und wichtig für die Blutgerinnung. Die Blutplättchen werden im Knochenmark gebildet. Ihre Zahl kann infolge von Erkrankungen wie Krebs, von Entzündungen oder durch Medikamente verringert oder erhöht sein.

Body Mass Index (BMI) Der gängige Parameter zur Einschätzung des Körpergewichts berechnet aus dem Verhältnis von Gewicht (in Kilogramm) und Körperoberfläche/-länge (in Meter zum Quadrat), ob eine Person normalgewichtig, zu schwer oder auch zu leicht ist. Von einem Untergewicht wird bei einem BMI unterhalb von 17 gesprochen, von einem beginnenden Übergewicht ab 25.

Cholesterin Fettartiger Stoff, der in der Leber produziert wird und für viele Prozesse im Körper wie die Produktion von Sexualhormonen und die Nervenfunktion verantwortlich ist. In der Kardiologie findet vor allem das LDL-Cholesterin Beachtung, das als Eiweiß mit geringer Dichte (= low density, LD) das Cholesterin aus der Leber zu den Zellen im Körper transportiert. Ist das Angebot zu hoch, verbleibt der Überschuss im Blut. Ein hoher LDL-Cholesterin-Wert ist ein wichtiger Risikofaktor für eine koronare Herzerkrankung. Das HDL-Cholesterin hingegen transportiert als Protein mit hoher Dichte (= high densitiy, HD) Cholesterin von den Geweben zur Leber, wo es ausgeschieden wird. Ein hoher HDL-Wert bedeutet daher ein geringeres Risiko.

Chromosomen Struktur im Inneren jeder Zelle, die die vererbten (genetischen) Informationen (Hunderte bis Tausende von Genen) trägt. Der Mensch besitzt 23 Chromosomen-Paare.

Computertomografie Zusammengesetzt aus den altgriechischen Wörtern *tom* (deutsch: Schnitt) und *grafein* (deutsch: schreiben). Röntgengerät, das mithilfe computergesteuerter Berechnungen Schnitt-Aufnahmen des Körpers in guter räumlicher Auflösung ermöglicht. Die zu untersuchende Person legt sich in eine offene Röhre, die um den Körper rotiert und bereits nach wenigen Sekunden eine Aussage über krankhafte Veränderungen der Organe erlaubt.

Diabetes mellitus Diabetes mellitus bedeutet übersetzt »honigsüßer Durchfluss«. Der Urin ist bei zuckerkranken Menschen voller Zucker und daher süß. Frühere Ärztinnen erkannten die Krankheit tatsächlich am Geschmack des Urins. Durch einen Mangel der Wirkung oder der Bildung des blutzuckersenkenden Hormons Insulin kommt es zu erhöhten Zuckerwerten im Blut und so zu schweren Schäden an Nerven und verschiedenen Organen wie Augen, Nieren und Herz.

Diastole Das griechische Wort »Diastole« bedeutet »Ausdehnung«. In dieser Füllungs-Phase des Herzens gelangt auf der rechten Seite das sauerstoffarme Blut über die Trikuspidal-Herzklappe in die rechte Hauptkammer, auf der linken Seite wird sauerstoffreiches Blut über die Mitralklappe in die linke Hauptkammer gepumpt. Die Vorkammern leeren sich entsprechend. (Vgl. → Systole)

Dilatation (dilatativ) Von Lateinisch *dilatatio* = »Erweiterung«, nämlich von Hohlorganen wie zum Beispiel einem Gefäß oder dem Herzen selbst. Durch eine krankhafte Aufweitung werden die Wände des Gefäßes oder des Herzens verstärkt gedehnt, was sie schneller reißen oder platzen lässt. Sie kennen das von einem Luftballon, der ein bisschen aufgeblasen deutlich robuster ist, als wenn er maximal aufgepumpt ist.

Echokardiografie Ultraschalluntersuchung des Herzens. Der Schallkopf sendet Ultraschallwellen aus, die im Körper unterschiedlich aufgenommen oder zurückgesendet werden. Je nach Art der im Schallkopf wieder aufgefangenen Ultraschallwellen kann eine Aussage über die untersuchten Bereiche des Herzens getroffen werden.

Elektrokardiogramm (EKG) Das EKG zeichnet mit zehn Elektroden am Oberkörper und den Armen und Beinen den elektrischen Strom auf, der sich über das Herz ausbreitet und dadurch das Zusammenziehen (die Kontraktion) des Herzmuskels verursacht. Je nach Amplitude, also Höhe und Tiefe der aufgezeichneten Zacken und Strecken, kann eine Aussage über elektrische Vorgänge in bestimmten Bereichen des Herzens erfolgen.

Embolie Löst sich ein Blutgerinnsel und geht über den Blutfluss auf »Wanderschaft«, kann sich der Thrombus dort festsetzen, wo die Gefäße kleiner als sein Durchmesser sind, und so die Blutversorgung behindern oder sogar komplett stoppen. Sie können sich das so vorstellen: Wenn Sie einen Ball auf einen Fluss setzen, schwimmt er so lange mit dem Strom, bis er an einer Engstelle hängen bleibt und das Wasser staut. Die dahinter wachsenden Pflanzen erhalten dann weniger Flüssigkeit. Bei einer Lungenembolie zum Beispiel wandert der Thrombus in die Lunge und stört deren Durchblutung bis hin zum Lungen-Infarkt.

Enzyme Kleine Teilchen, meistens Protein-Verbindungen, die zahlreiche chemische Reaktionen im Körper in Gang setzen beziehungsweise beschleunigen.

Extrasystolen Zusätzliche Schläge des Herzens, die nicht im Rahmen des normalen Herzrhythmus entstehen, sondern ihren Ursprung in der Vorkammer oder in der Hauptkammer haben und meistens harmlos sind. Die betroffenen Menschen spüren das jedoch häufig als unangenehmes Herzstolpern oder als Herzaussetzer.

Extremitäten Gliedmaßen (Arme und Beine)

Fibromuskuläre Dysplasie Krankhafte Verdickung der Arterienwände durch ein nicht entzündliches und überschießendes Wachstum von verschiedenen Zellen (Bindegewebe und Muskel), das häufig bei jungen Frauen auftritt und wahrscheinlich vererbt ist.

Follikel Bläschenartiges Gebilde, aus dem in den Eierstöcken der Frau im Rahmen eines Monatszyklus eine Eizelle heranwachsen und dann »springen« kann, also aus dem Eierstock in den Eileiter zur möglichen Befruchtung abgegeben wird.

Flussreserve Die Flussreserve der Herzkranzgefäße (Koronarien) zeigt an, um wie viel sich die Durchblutung des Herzmuskels unter Belastung steigern kann. Bei gesunden Menschen liegt diese Reserve bei mindestens dem 3,5- bis 6-fachen Wert bezogen auf den Stand in Ruhe. Die Flussreserve kann bei Verengungen der Koronarien, bei einer Fehlregulation der Mikrozirkulation (der kleinsten Herzkranzgefäße) und auch im Rahmen anderer Erkrankungen wie erhöhtem Blutdruck oder einem verdickten Herzmuskel (Hypertrophie) vermindert sein.

Gebärmutter Die Gebärmutter ist ein muskelstarkes Organ im Unterleib der Frau, in dem das Kind während der Schwangerschaft heranwachsen kann. Im Rahmen des Monatszyklus wird eine gut durchblutete Schleimhaut vorbereitet, in die sich die befruchtete Eizelle einnisten und durch die sie optimal ernährt werden kann.

Gefäßwiderstand Widerstand, den die Gefäße dem fließenden Blut entgegensetzen und der die Durchblutung steuert: Bei hohem Widerstand fließt weniger Blut in den entsprechenden Bereich. Soll die Durchblutung gesteigert werden, muss also entweder der Widerstand des Gefäßes gesenkt oder der Druck des Blutflusses gesteigert werden.

Gerinnung Vgl. → Blutgerinnung

Herzfrequenz (Puls) Die Rate, mit der das Herz arbeitet und das Blut durch den Körper pumpt. Bei Erwachsenen liegt die Herzfrequenz bei 60 bis 80 Aktionen pro Minute. Bei körperlicher Aktivität kann sie höher liegen, bei trainierten Sportlerinnen und Sportlern im Ruhezustand niedriger.

Herzinfarkt Das Herz benötigt permanent Sauerstoff, der durch das Blut über die Herzkranzgefäße geliefert wird. Wird diese Zufuhr stark reduziert oder unterbrochen, kommt es zu einer Minderversorgung (vgl. → Ischämie). Dauert dieser Zustand einige Minuten an, sterben Herzmuskelzellen ab. Das Herz kann seine Arbeit nicht mehr verrichten. Ein Herzinfarkt ist ein Notfall, der sofortige medizinische Behandlung erfordert, da bereits nach wenigen Stunden der von dem betroffenen Gefäß versorgte Muskelbereich komplett und nicht reparabel abgestorben ist.

Bei der Diagnose eines Herzinfarkts helfen das EKG sowie die Herzwerte im Blut. Finden sich im EKG Hebungen der ST-Strecken, wird von einem → ST-Strecken-Hebungsinfarkt gesprochen, fehlen diese Hebungen, liegt ein → Nicht-ST-Hebungsinfarkt vor.

Herzinsuffizienz Herzschwäche. Das Herz ist nicht in der Lage, ausreichende Arbeit zu leisten. Es werden, bezogen auf die Pumpkraft, drei Stufen unterschieden: die Herzschwäche mit deutlich reduzierter und mit moderat reduzierter Leistung und die Herzschwäche mit erhaltener Pumpkraft, aber reduzierter Möglichkeit, das Herz zu entspannen. Je nach Stufe wird eine andere medikamentöse Therapie empfohlen.

Herzklappen Herzklappen sind dünnwandige Gewebestrukturen im Herzen, die den Blutfluss in eine Richtung lenken und verhindern, dass das Blut zurückfließt. Es gibt vier Klappen im Herzen: auf der linken Seite die Aorten- und die Mitralklappe, auf der rechten Seite die Trikuspidal- und die Pulmonalklappe. Diese Klappen sind mit Türen zu vergleichen. Sie öffnen und schließen sich synchron mit den Herzzyklen. Sind die Herzklappen, um bei dem Türen-Vergleich zu bleiben, eingerostet und verengt (Stenose) oder aus den Angeln gehoben und undicht (Insuffizienz), kann es zu verschiedenen Herzkrankheiten kommen, die eine medizinische Behandlung wie Medikamente oder Reparatureingriffe erfordern.

Herzzeitvolumen (auch: Herzminutenvolumen) Das Volumen des Blutes, das pro Minute vom Herzen durch den Körper gepumpt wird

Hippocampus Ein weiterer Bereich im Gehirn (vgl. → Amygdala) auf Höhe der Schläfen; Schaltzentrale für die Verarbeitung von Emotionen und triebgesteuerten Aktionen

Hormone (hormonell) Botenstoffe, die in speziellen Zellen produziert und an das Blut abgegeben werden, um in Zellen und Organen auf verschiedene Arten zu wirken. Das Hormonsystem ist komplex und fein abgestimmt und wird durch regulatorische Mechanismen gesteuert. Sind zum Beispiel zu viele Schilddrüsen-Hormone im Blut, drosselt ein weiteres Hormon namens TSH die weitere Produktion in der Schilddrüse; bei einem Mangel wird die Produktion hingegen stimuliert.

Hypercholesterinämie Eine Störung des Fettstoffwechsels mit zu hohen Mengen an Cholesterin im Blut – ein wichtiger Risikofaktor für die Entstehung von Verkalkungen in den Gefäßen.

Hyperlipoproteinämie Störung des Fettstoffwechsels mit deutlicher Erhöhung der Blutfette und der transportierenden Proteine. (Vgl. → Cholesterin)

Hypertrophie (hypertroph) Übergröße von Zellen oder Organen. In Maßen kann das Herz dieses »Dickerwerden« des Herzmuskels gut kompensieren, aber irgendwann werden die Pumpleistung und vor allem die Fähigkeit zur Entspannung des Herzens eingeschränkt; dies kann zur Herzschwäche führen.

Insuffizienz (insuffizient) Die Insuffizienz bezeichnet eine durch krankhafte Veränderungen hervorgerufene eingeschränkte Funktionsfähigkeit eines Organs oder einzelner Organ-Aspekte. (Vgl. → Herzinsuffizienz oder Herzklappe)

Ischämie (ischämisch) Verminderung oder Unterbrechung der Durchblutung am Herzen (oder an einem anderen Organ), die meistens durch eine Störung und Verengung der entsprechenden Gefäße durch Verkalkung, Verkrampfung,

Einriss oder durch ein Blutgerinnsel (siehe → Embolie) hervorgerufen wird. Kommt es durch eine stark reduzierte oder unterbrochene Durchblutung zu einem Absterben von Teilen des Herzmuskels, sprechen wir von einem → Herzinfarkt.

Kardiologie (kardial) Zusammensetzung aus den altgriechischen Wörtern *kardia* (Herz) und *logos* (Lehre). Die Kardiologie ist ein Teilgebiet der Inneren Medizin und beschäftigt sich mit dem Herzen, dessen Erkrankungen und Behandlungsoptionen. »Kardial« bezieht sich auf das gesamte Herz.

Kardiolog:innen Ärzte und Ärztinnen, die spezialisiert sind auf Erkrankungen und Therapien des Herzens und des Herz-Kreislauf-Systems.

Kardiomyopathie Zusammenfassender Begriff für verschiedene Erkrankungen (»pathie«) des Herzmuskels (»myo«), die zur Herzschwäche führen können.

Klaustrophobie Angsterkrankung, bei der eine übersteigerte Abneigung gegen (enge) geschlossene Räume (lat. *claustrum* = geschlossen) und eine Panik vor dem Eingesperrtsein besteht, die den Alltag der betroffenen Personen stark einschränken kann.

Kontraktion, Kontraktilität Zusammenziehen des Herzmuskels, der so das Blut in den Körper beziehungsweise in die Lunge pumpt. Die Kontraktilität gibt das Maß an, in dem sich das Herz zusammenziehen kann.

Koronarangiografie Darstellung der Herzkranzgefäße (Koronarien) mithilfe eines Kontrastmittels und gleichzeitiger Röntgenaufnahme. Durch einen dünnen Schlauch (Katheter), der durch die Gefäße zum Herz geschoben wird, wird das Kontrastmittel in die Koronarien gespritzt und so der Kontrast zwischen den Gefäßen und der Umgebung verstärkt. Die Herzkranzgefäße sind dann dunkel (im Normalfall als glatte Blutbahnen) sichtbar, bei Verkalkungen sind die Veränderungen als eingeengte oder zugeschnürte Bahnen erkennbar.

Koronare Herzerkrankung (KHK) Erkrankung der Herzkranzgefäße, die durch eine chronische und zunehmende Verkalkung und damit Verengung der Gefäße eine Minderdurchblutung des Herzmuskels verursacht. Als Hauptsymptome treten Luftknappheit und → *Angina pectoris* auf. Sie signalisieren das Missverhältnis zwischen dem Sauerstoffbedarf des Herzmuskels und dem Sauerstoffangebot aus dem ankommenden Blut.

Koronarien (koronar) Lat. *corona* = »Krone« bzw. »Kranz«. Die Koronarien (Herzkranzgefäße) umgeben das Herz kranzförmig und versorgen aus der Hauptschlagader (Aorta) abgehend den Herzmuskel mit sauerstoffreichem Blut.

Das Wort »koronar« bezieht sich also auf die Herzkranzgefäße, das Wort »kardial« auf das ganze Herz.

Koronarsinus Über die Herzkranzgefäße gelangt arterielles, sauerstoffreiches Blut in den Herzmuskel. Über den Koronarsinus wird das venöse, sauerstoffarme Blut aus dem

Herzmuskel über verschiedene Venen gesammelt und in die rechte Vorkammer abgeleitet.

Magnetresonanz-Tomografie (MRT) Ein bildgebendes Verfahren, durch das ohne Verwendung von Röntgenstrahlen Gewebe und Strukturen im Körper sehr genau dargestellt werden können. Durch ein sehr starkes Magnetfeld wird die Ausrichtung der Wasserstoff-Atome in den Zellen, die normalerweise zufällig erfolgt, einheitlich geordnet. Im Wechsel zwischen einheitlicher Ausrichtung und normalem Zustand senden die Atomkerne spezifische Signale aus, die vom Gerät gemessen und in Bild-Informationen umgewandelt werden können.

Menarche Die erste Monatsblutung, die bei den meisten Mädchen zwischen dem 11. und 15. Lebensjahr auftritt und den Beginn der fruchtbaren Phase der Frau kennzeichnet.

Menopause Die letzte Monatsblutung, die im Durchschnitt um das 52. Lebensjahr auftritt, bedeutet das Ende der Fruchtbarkeit der Frau und geht mit einer hormonellen Umstellung beziehungsweise Reduktion einher.

Mikrozirkulation (mikrovaskulär) Blutfluss (= Zirkulation) der kleinen und kleinsten (= mikro) Blutgefäße (vaskulär = auf die Gefäße bezogen) im Herzmuskel. Die Gefäße bringen sauerstoffreiches Blut aus der Hauptschlagader (der Aorta) über die Herzkranzgefäße, die sich dann baumartig immer weiter und kleiner verästeln und als Geflecht den Herzmuskel durchziehen und mit Blut versorgen.

Mitralklappe Vgl. → Herzklappe

Neurose Psychische Störungen ohne Nachweis einer körperlichen Ursache. Weit verbreitet sind Angststörungen, die sich als unangemessene Belastung durch bestimmte Situationen darstellen und die betroffenen Patienten und Patientinnen im Alltag stark einschränken können.

Nicht-ST-Strecken-Infarkt Vgl. → Herzinfarkt

Ödeme Schwellungen von Gewebe durch Wassereinlagerungen aus dem Gefäßsystem. Ursachen können zum Beispiel eine Herz- oder Nierenschwäche, eine Thrombose oder auch lokale Entzündungen sein.

Osteoporose Die häufigste im Alter auftretende Knochenerkrankung, die einen Abbau von Knochengewebe triggert, damit die Dichte und Festigkeit der Knochen reduziert und häufigere Brüche auch nach Bagatell-Verletzungen verursacht.

Parasympathikus (parasympathisch) Eine Komponente des vegetativen Nervensystems; zuständig für die unwillkürliche Steuerung des Blutkreislaufs, für den Stoffwechsel und für die Erholung der meisten Organe. (Vgl. → Sympathikus)

Placebo Auch Scheinmedikament genannt. Tabletten, Zäpfchen, Tropfen oder Infusionen, die keinen Wirkstoff enthalten und in Studien einer Kontrollgruppe verabreicht werden, um den Unterschied zur getesteten Wirksubstanz zu erfassen.

Plaque Bezogen auf die Gefäße ist eine Plaque eine krankhafte Ablagerung an den Innenwänden, die den Blut-Durchfluss deutlich behindern und sogar komplett unterbinden kann. Dieser Prozess beginnt mit einer Schädigung und folgenden Entzündung der inneren Auskleidung der Arterie. Anschließend binden sich Cholesterin, Bindegewebe, Kalzium und Entzündungszellen sowie andere Substanzen zu einer Plaque zusammen.

Prävention Alle vorbeugenden Maßnahmen wie Aufklärung, aber auch Medikamente, um das Risiko für eine Entstehung oder eine Verschlimmerung einer Erkrankung zu minimieren beziehungsweise sie ganz abzuwenden.

In diesem Zusammenhang bedeutet »primär« (»zuerst kommend«), dass eine Präventionsmaßnahme vorrangig ist. Primäre Vorsorge soll die Gesundheit erhalten und das Entstehen einer Erkrankung verhindern.

»Sekundär« bedeutet nachrangig und an zweiter Stelle kommend. Die sekundäre Vorsorge soll verhindern, dass die bereits bestehende Erkrankung weiter voranschreitet und mehr Schaden anrichtet.

Pulmonalklappe Vgl. → Herzklappe

Rezeptoren Proteine, die als »Schloss« auf Zellen sitzen und zusammen mit dem »Schlüssel« (zum Beispiel einem Hormon) die gewünschte Reaktion der Zelle ermöglichen.

Schlagvolumen Die Blutmenge, die pro Pumpaktion (pro »Herzschlag«) von der linken Herz-Hauptkammer in den

Körper geschickt wird. Der Normalwert liegt bei 70 bis 100 ml.

Sensitivität Aussage über eine Untersuchungsmethode: Wie sicher werden kranke Personen auch als krank erkannt? Je höher die Sensitivität ist, desto weniger kranke Menschen werden fälschlicherweise als gesund beschrieben.

Sinusknoten Eine Ansammlung spezieller Herzmuskelzellen im Bereich der rechten Vorkammer, die als elektrischer Taktgeber des Herzens regelmäßige Impulse abgeben und damit das Zusammenziehen des Herzmuskels (»das Schlagen des Herzens«) bewirken.

Sklerosierungen (sklerotisch) Bezeichnung für Ablagerungen von Fetten, Bindegewebe, Proteinen und Kalk an und in den Gefäßwänden, die als chronisch entzündlicher Prozess zu einer zunehmenden Verengung der Gefäße und damit zu einer Minderversorgung des Gewebes mit Blut führen können. (Vgl. → Plaque)

Spastik (spastisch) Durch eine übermäßige Spannung der Muskulatur, die als dünne Schicht das Gefäß umkleidet und den Durchmesser regulieren kann, kommt es zu einer verkrampfenden Verengung des Gefäßes und dadurch zu einer Minderversorgung des Herzmuskels mit Blut.

Spezifität Weitere Aussage (vgl. → Sensitivität) über eine Untersuchungsmethode: Wie sicher erkennt sie gesunde Personen auch als gesund? Je höher der Wert ist, desto sicherer kann davon ausgegangen werden, dass keine gesunde Person als krank bezeichnet wird.

ST-Strecken-Infarkt Bei einem Herzinfarkt ist die Durchblutung des Herzmuskels so gravierend eingeschränkt oder unterbrochen, dass Zellen absterben. Je nachdem, welches Gebiet das betroffene Gefäß versorgt, kann dieses Absterben auch größere Bereiche des Herzens betreffen. Im EKG werden zwei Arten unterschieden: Infarkte mit Anhebungen der ST-Strecke und Infarkte ohne diese Veränderungen (Näheres siehe Kapitel 5a). Unterschiedlich ist vor allem die Dringlichkeit der Krankenhauseinweisung und Herzkatheter-Untersuchung – sie ist beim ST-Strecken-Infarkt höher.

Stenose Kommt vom griechischen *stenosis* (deutsch: Engstelle) und beschreibt eine Verengung von Gefäßen oder einer Herzklappe, die den Durchfluss des Blutes hemmt.

Stent Gefäßstützen, die Sie sich wie eine Kugelschreiber-Feder vorstellen können und die ein verengtes Gefäß wieder eröffnen und offen halten können. Über den Herzkatheter wird der Stent zu einer Stenose gebracht und dort über einen mit Hochdruck aufgeblasenen Träger-Ballon eingesetzt beziehungsweise in die Verkalkung und die Gefäßwand eingedrückt. Der Kalk wird durch ein Drahtgeflecht an der Gefäßwand festgehalten, und der Blut-Durchfluss kann wieder ungestört erfolgen.

Sympathikus (sympathisch) Eine weitere Komponente des vegetativen Nervensystems. Als Gegenstück des → Parasympathikus eher für eine Aktivierung und Erregung der meisten Organe verantwortlich. Die sprachliche Ähnlichkeit zur Sympathie kommt daher, dass der Sympathikus auf eine konkrete Situation (Gefahr, Überraschung etc.) angemessen reagiert – so wie wir (positiv) reagieren, wenn wir Sympathie für jemanden empfinden. (Das griechische Wort *sympatheia* bedeutet »mitfühlend«.)

Systole Die Auswurf-Phase des Herzens. Nach der Füllung der linken Hauptkammer mit sauerstoffreichem Blut aus der Lunge über die linke Vorkammer (Diastole) wird das Blut in dieser Phase des Herz-Zyklus durch ein Zusammenziehen (das bedeutet das griechische *systole*) der Hauptkammer in die Hauptschlagader und den ganzen Körper gepumpt. Der Vorgang im rechten Herzen ist vergleichbar: Nach der Füllung der Hauptkammer mit sauerstoffarmem Blut aus dem Körper gelangt das Blut während der Systole in die Lunge.

Szintigrafie Ein bildgebendes Verfahren, bei dem eine schwach radioaktive Substanz in eine Vene gespritzt wird, die sich dann je nach Durchblutung im Herzen anlagert und durch Aufnahmen sichtbar gemacht werden kann. Befindet sich viel von der Substanz in einem Gebiet des Herzens, kann also von einer guten Durchblutung ausgegangen werden. Eine schwächere Reaktion weist auf eine gestörte Durchblutung und damit wahrscheinlich auf eine Verengung des versorgenden Herzkranzgefäßes hin.

Tachykardie (tachykard) Schlägt das Herz mindestens 100 Mal pro Minute, nennen wir das Tachykardie (von griechisch *tachys* = schnell). Die möglichen Ursachen reichen von einer normalen Reaktion im Rahmen einer körperlichen Aktivität bis zu krankhaften Veränderungen zum Beispiel bei vorliegendem Vorhofflimmern.

Tako-Tsubo Fachbegriff für ein »gebrochenes Herz«. Durch ein massives Stresserlebnis, etwa durch eine schreckliche oder auch euphorisierende Nachricht, kann der Körper so mit Stresshormonen überflutet werden, dass sich das Herz zum Schutz selber herunterreguliert und für einige Tage bis Wochen nur noch reduziert arbeitet. In dieser kritischen Phase muss der betroffene Mensch gut überwacht und mit entsprechenden Medikamenten versorgt werden.

Taschenklappe Vgl. → Herzklappe

Thrombose Vgl. → Blutgerinnsel

TIMI-Fluss Eine ältere Beschreibung des Blutflusses durch die Herzkranzgefäße, durch den der Erfolg eines Koronar-Eingriffs beschrieben werden kann. Ist der Fluss normal und unbeeinträchtigt, wird von einer TIMI-III-Situation gesprochen, ist er (wie bei Gefäßverschluss und Herzinfarkt) komplett abgebrochen, haben wir einen TIMI-0-Status. Die Zwischenstadien werden mit TIMI I und II angegeben.

Trikuspidalklappe Vgl. → Herzklappe

Vegetatives Nervensystem Auch autonomes Nervensystem genannt, weil es die nicht bewusst zu beeinflussenden Abläufe im Körper regelt. Wichtige Beispiele sind die Atmung und der Herzschlag, die auch ohne die aktive Hilfe des Menschen zum Beispiel im Schlaf funktionieren müssen, aber auch die Verdauung. Dieses Nervensystem ist aus zwei als Gegenspieler angelegten Nervensträngen zusammengesetzt, dem → Sympathikus und dem → Parasympathikus.

Venen (venös) Gefäße, die zum Herzen führen und in den meisten Fällen das sauerstoffarme Blut aus allen Bereichen des Körpers in das rechte Herz transportieren. Einzige Ausnahme: Die Lungenvenen leiten das sauerstoffreiche Blut aus der Lunge zum linken Herzen.

Vorhof Vorkammer des linken und des rechten Herzens. Von dort gelangt das Blut durch eine Segelklappe (im linken Herzen die Mitralklappe und im rechten Herzen die Trikuspidalklappe; vgl. → Herzklappen) in die entsprechenden Hauptkammern des Herzens.

Vorhofflimmern Die häufigste Rhythmusstörung, bei der die Vorkammer des Herzens durch viel zu schnelle und ungeordnete Impulse von elektrischem Strom so »aus dem Takt« gebracht wird, dass sich dieser Bereich des Herzens nicht mehr ausreichend zusammenziehen und das Blut in die Hauptkammer pumpen kann. Das Herz verliert somit einen Teil seiner Kraft, was oft Luftknappheit, Leistungsminderung und Herzstolpern und -rasen auslöst. Viele Betroffene bemerken diese Rhythmusstörung allerdings gar nicht.

Zervix Der Hals und Ausgang der → Gebärmutter

Auswahl einiger Studien und Literaturtitel, die für dieses Buch besonders wichtig waren

Adlam, D et al., »European Society of Cardiology, acute cardiovascular care association, SCAD study group: a position paper on spontaneous coronary artery dissection. ESC-ACCA Position Paper on spontaneous coronary artery dissection«, *European Heart Journal 2018*; 39:3353–3368

AlBadri, A et al., »Impact of Abnormal Coronary Reactivity on Long-Term Clinical Outcomes in Women«, Journal of the American College of Cardiology 2019; 73:684–693

Arbelo, E et al., »2023 ESC-Guidelines for the management of cardiomyopathies«, European Heart Journal 2023; 44:3503–3626

Balasubramanian, S et al., »Women representation among cardiology journal editorial boards«, Circulation 2020; 141:603–605

Blom, M et al., »Women have lower chances than men to be resuscitated and survive out-of-hospital cardiac arrest«, European Heart Journal 2019; 40:3824–3834

Brugada, J et al., »2019 ESC-Guidelines for the management of patients with supraventricular tachycardia: The Task Force for the management of patients with supraventricular tachycardia of the European Society of Cardiology (ESC): Developed in collaboration with the Association for European Paediatric and Congenital Cardiology (AEPC)«, European Heart Journal 2020; 41:655–720

Byrne, RA et al., »2023 ESC-Guidelines for the management of acute coronary syndromes«, European Heart Journal 2023; 44:3720–3826

Byrne, R et al., »2023 ESC Guidelines for the management of acute coronary syndromes«, European Heart Journal 2023; 44:3720–3826

Bytyçi, I et al., »Prevalence of statin intolerance: a meta-analysis«, European Heart Journal 2022; 43:3213–3223

Chakraborty, S et al., »Acute myocardial infarction in the young with diabetes mellitus-national inpatient sample study with sex-based differences in outcome«, International Journal of Cardiology 2021; 326:35–41

Danielson, C et al., »Sex differences in efficacy of pharmacological therapies in heart failure with reduced ejection fraction: a meta-analysis«, Heart Failure 2022; 9:2753–2761

Dawson, L et al., »Sex Differences in Epidemiology, Care, and Outcomes in Patients With Acute Chest Pain«, Journal American Collegge of Cardiology 2023; 81:933–945

Gerdts, E et al., »Sex differences in arterial hypertension: A scientific statement from the ESC Council on Hypertension, the European Association of Preventive Cardiology, Association of Cardiovascular Nursing and Allied Professions, the ESC Council for Cardiology Practice, and the ESC Working Group on Cardiovascular Pharmacotherapy«, European Heart Journal 2022; 43:4777–4788

Glikson, M et al. »2021 ESC-Guidelines on cardiac pacing and cardiac resynchronization therapy«, European Heart Journal 2021; 42:3427–3520

Haider, A et al., »Sex and gender in cardiovascular medicine: presentation and outcomes of acute coronary syndrome«, European Heart Journal 2020; 41:1328–1336

Heidenreich, PA et al., »2022 AHA/ACC/HFSA Guideline for the Management of Heart Failure: A Report of the American College of Cardiology/American Heart Association Joint Committee on Clinical Practice Guidelines«, Circulation 2022; 145:e895–e1032

Karlsson, L et al., »Sex and gender differences in drug treatment: experiences from the knowledge database Janusmed Sex and Gender«, Biology of Sex Differences 2023; 14:28

Kautzky-Willer, A et al., »Sex differences in type 2 diabetes«, Diabetologia 2023; 66:986–1002

Knuuti, J et al., »2019 ESC-Guidelines for the diagnosis and management of chronic coronary syndromes«, European Heart Journal 2020; 41:407–477

Lala, A et al., »Sex Differences in Heart Failure«, Journal of Cardiac Failure 2021; 28:477–498

Lam, C et al., »Sex differences in heart failure«, *European Heart Journal 2019*; 40:3859–3868c

Lau, ES et al., »Sexual Dimorphism in Cardiovascular Biomarkers: Clinical and Research Implications«, Circulation Research 2022; 130:578–592

Linde, C et al. »Sex differences in cardiac arrhythmia: a consensus document of the European Heart Rhythm Association, endorsed by the Heart Rhythm Society and Asia Pacific Heart Rhythm Society«, Europace 2018; 20:1565–1565ao

Mach, F et al., »2019 ESC/EAS Guidelines for the management of dyslipidaemias: lipid modification to reduce cardiovascular risk: The Task Force fort he mangement of dyslipidaemias of the European Society of Cardiology (ESC) and European Atherosclerosis Society (EAS)«, European Heart Journal 2020; 41:111–188

Mancia, G et al., »2023 ESH Guidelines for the management of arterial hypertension The Task Force for the management of arterial hypertension of the European Society of Hypertension Endorsed by the International Society of Hypertension (ISH) and the European Renal Association (ERA)«, Journal of Hypertension 2023

Marx, N et al., »2023 ESC-Guidelines for the management of cardiovascular disease in patients with diabetes: Developed by the task force on the management of cardiovascular disease in patients with diabetes of the European Society of Cardiology (ESC)«, European Heart Journal 2023; 44:4043–4140

McAlister, C et al., »Differences in Demographics and Outcomes Between Men and Women With Spontaneous Coronary Artery Dissection«, Journal of the American College of Cardiology 2022; 15:2052–2061

McDonagh, TA et al., »2021 ESC-Guidelines for the diagnosis and treatment of acute and chronic heart failure«, European Heart Journal 2021; 42:3599–3726

Mehran, R et al., »Gender and Disparity in First Authorship in Cardiology Randomized Clinical Trials« JAMA Network Open 2021; 4:e211043

Mody, P et al., »Gender-Based Differences in Outcomes Among Resuscitated Patients With Out-of-Hospital Cardiac Arrest«, Circulation. 2021;143:641–649

Palmer, J et al., »Differential Risk of ST-Segment Elevation Myocardial Infarction in Male and Female Smokers«, Journal of the American College of Cardiology 2019; 73:3259–3266

Patel, S et al., »Polypharmacy and Cardiovascular Diseases: Consideration for Older Adults and Women«, Current Atherosclerosis Reports 2022; 24:813–820

Regitz-Zagrosek, V et al., »Gender medicine: effects of sex and gender on cardiovascular disease manifestation and outcomes«, Nature Reviews Cardiology 2023; 20:236–247

Rossi, A et al., »Heart–brain interactions in cardiac and brain diseases: why sex matters«, European Heart Journal 2022; 43:3971–3980

Russo, AM et al., »Association Between Sex and Treatment Outcomes of Atrial Fibrillation Ablation Versus Drug Therapy: Results From the CABANA Trial«, Circulation 2021; 143:661–672

Santema, BT et al., »Identifying optimal doses of heart failure medications in men compared with women: a prospective, observational, cohort study«, Lancet 2019; 394:1254–1263

Sedlak, T et al., »Predicted Versus Observed Major Adverse Cardiac Event Risk in Women With Evidence of Ischemia and No Obstructive Coronary Artery Disease: A Report From WISE (Women's Ischemia Syndrome Evaluation)«, Journal oft the American Heart Association 2020; 9:e013234

Singh, T et al., »Takotsubo Syndrome: Pathophysiology, Emerging Concepts, and Clinical Implications«, Circulation 2022; 145:1002–1019

Tamargo, J et al., »Gender differences in the effects of cardiovascular drugs«, European Heart Journal – Cardiovascular Pharmacotherapy 2017; 3:163–182

Tsugawa, Y at al., »Comparison of Hospital Mortality and Readmission Rates for Medicare Patients Treated by Male vs Female Physicians«, JAMA Intern Med 2017; 177:206–213

Vahanian, A et al., »2021 ESC/EACTS Guidelines for the management of valvular heart disease oft he European Society of Cardiology (ESC) and the European Association for Cardio-Thoracic Surgery (EACTS)«, European Heart Journal 2022; 43:561–632

Van Gelder, IC et al., »Sex Differences in Early Rhythm Control of Atrial Fibrillation in the EAST-AFNET 4 Trial«, Journal of the American College of Cardiology 2023; 81:845–847

Visseren, FLJ et al., »2021 ESC-Guidelines on cardiovascular disease prevention in clinical practice«, European Heart Journal 2021; 42:3227–3337

Vogel, B et al., »The Lancet women and cardiovascular disease Commission: reducing the global burden by 2030«, Lancet 2021; 397:2385–2438

Vynckier, P et al., »Gender gap in risk factor control of coronary patients far from closing: results from the European society of cardiology EUROASPIRE V registry«, European Journal of Preventive Cardiology 2022; 29:344–351

Whelton, PK et al., »ACC/AHA/AAPA/ABC/ACPM/AGS/APhA/ASH/ASPC/NMA/PCNA Guideline for the Prevention, Detection, Evaluation, and Management of High Blood Pressure in Adults: Executive Summary: A Report of the American College of Cardiology/American Heart Association Task Force on Clinical Practice Guidelines«, Hypertension 2017; 71:1269–1324

Xi, Z et al., »Contemporary sex differences in mortality among patients with ST-segment elevation myocardial infarction: a systematic review and meta-analysis«, British Medical Journal Open 2022; 12:e053379

Zeppenfeld, K et al., »2022 ESC-Guidelines for the management of patients with ventricular arrhythmias and the prevention of sudden cardiac death«, European Heart Journal 2022; 43:3997–4126

Danksagung

Für die tragende Unterstützung an diesem Buch und auf meinem bisherigen Weg bedanke ich mich ganz herzlich bei meiner geliebten Familie (besonders meiner Frau, meinen Eltern und meiner Schwägerin Nisi mit ihrem Mann Basti), meinen immer an meiner Seite stehenden ältesten Schulfreunden, meiner eng verbundenen Mischpoke, meinem ersten Chef und väterlichen Berater Prof. Carl-Johannes Schuster, meinem Mentor Prof. Rainer Hoffmann, dem wunderbaren Team der Abteilung für Kardiologie, Nephrologie und internistische Intensivmedizin am Rhein-Maas Klinikum, der einzigartigen Margarethe Schreinemakers und allen Patientinnen und Patienten, die uns ihr Vertrauen schenken, der engagierten Arbeitsgruppe Gendermedizin der Deutschen Gesellschaft für Kardiologie, der talentierten Grafikerin Daniela Schreiter (Fuchskind.de), meinem tatkräftigen Agenten Markus Michalek (AVA international GmbH), dem tollen Verlag Hoffmann und Campe (besonders Frau Dr. Künne, Herrn Jung und Frau Bluhm) und meinem hochgeschätzten Lektor Herrn Dr. Domzalski (lektorat-domzalski.de).